U0582236

安宁疗护
舒适护理适宜技术

姜桂春　李　辉　吴丽娜　主　编

北方联合出版传媒（集团）股份有限公司
辽宁科学技术出版社

图书在版编目（CIP）数据

安宁疗护舒适护理适宜技术 / 姜桂春, 李辉, 吴丽娜主编.

沈阳 : 辽宁科学技术出版社, 2024. 10. -- ISBN 978-7-5591-3835-4

Ⅰ. R48

中国国家版本馆CIP数据核字第2024M1A188号

出版发行：辽宁科学技术出版社

   （地址：沈阳市和平区十一纬路25号 邮编：110003）

印 刷 者：辽宁新华印务有限公司

幅面尺寸：145mm×210mm

印 张：4

字 数：80千字

出版时间：2024 年 10 月第 1 版

印刷时间：2024 年 10 月第 1 次印刷

责任编辑：卢山秀

封面设计：郭芷夷

版式设计：郭芷夷

责任校对：张诗丁 刘 庶

书 号：ISBN 978-7-5591-3835-4

定 价：39.80元

联系电话：024-23284367

邮购热线：024-23284502

6 年前，在省卫健委的大力支持和引领下，辽宁省安宁疗护工作得以有计划、分步骤地在全省各地开展，至今已建成 42 家省级试点机构，通过形式多样的培训、调研、评审、质控、督导等工作，逐步在全省范围内培养了 1000 余名专业医护和 140 名骨干人才。作为省安宁疗护试点工作专家组负责人和省安宁疗护培训基地负责人，我见证着省安宁疗护事业的稳步发展，很庆幸能够有机会与对安宁疗护执着追求并在实践中不懈努力的伙伴们一起，合力做美丽的事。虽经多年的努力取得了实实在在的成绩，但安宁疗护工作也存在一些问题，尤其是基层机构开展安宁疗护工作方面，还停留在少数机构的"样板间"阶段，缺乏有效的普及教育方式。

令人欣喜的是，辽宁省护理学会在省肿瘤医院护理部李辉主任的带领和组织下，集结全省安宁疗护临床一线积累了丰富经验的护理骨干，结合专业特点和服务需求，历经辛苦，编写出《安宁疗护舒适护理适宜技术》口袋书，为基层医疗机构从事安宁疗护工作的护理人员提供了一本非常实用的工具书，实现了从护理理论到实践，从文字到影像教学的零突破。

纵观全书，简明扼要、重点突出、图文并茂，围绕口腔护理、协助进食水、卧位护理、体位转换、尿失禁的护理、尿潴留的护理、会阴护理、留置导尿管的护理、床上洗头、床上擦浴、协助沐浴、静脉导管维护、肠内营养、肠外营养、大便失禁的护理、便秘的护理、轮椅、平车的使用十七项安宁疗护实用护理技术，从概念和意义解读、评估内容、注意事项，到操作流程和步骤，都做了专业的讲解，通俗易懂。最值得一提的是，书中把一些评估量表做了归纳总结，每章节后还附带了操作视频，便于基层护理人员的培训和临床实践，而且主要是以下基层培训赠书的形式发放，如此善举令人感动。

安宁疗护是医疗健康服务不可分割的组成部分，临终护理是一个人一生中难以逃避的经历，需要在护理领域投注更多的关注和努力。遥想20世纪50年代，现代安宁缓和医疗创始人西西里·桑德斯博士作为护理人员照护临终患者大卫·塔斯马（被誉为现代安宁疗护创始患者）时，大卫在临终前把遗产托付给桑德斯，并嘱托："请你带着这笔钱，照护像我一样的人，为他们开启一扇家园的窗。"斯人已逝，但这段温暖有力的话语仍言犹在耳，促人奋进，让我们时刻谨记，不敢懈怠。作为安宁疗护的主战场，基层机构医护人员的教育培训更是刻不容缓。该书的及时出版是我省安宁疗护事业发展的一件幸事，更是基层机构发展安宁疗护的福音。

用技术进步提升生命温度，以人文关怀维护生命尊严，是我们永恒不变的信念。期待着越来越多的护理同仁加入安宁疗护战队，学习和践行舒适护理的理论和实务，支持和帮助更多的生命在舒适和尊严中谢幕。

向李辉主任带领下的编写组护理同仁们致敬！

王玉梅

2024 年 8 月 11 日

安宁疗护是指为疾病终末期或老年患者在临终前提供身体、心理、精神等方面的照料和人文关怀等服务，控制痛苦和不适症状，提高生命质量，帮助患者舒适、安详、有尊严地离世。安宁疗护工作也是需要多学科合作参与，护理人员在终末期患者的舒适照护中发挥主要作用，对于从业人员来说，提供优质的舒适照护技术是提高终末期患者生命质量的重要保障。

2017年国家出台了《安宁疗护实践规范》，2020年年底，在中国医科大学附属盛京医院宁养病房王玉梅主任的牵头带领下，《辽宁省安宁疗护基本服务规范》正式实施，两部规范都对舒适照护技术提出了明确的要求，2023年笔者在针对辽宁省基层医疗机构开展安宁疗护工作的调研中发现，大多数基层护理人员照护临终患者的技能及服务能力需要进一步提升，另外，基层医疗机构也缺乏统一完善的安宁疗护舒适护理照护技术的操作流程及护理要点，针对调研发现的问题，辽宁省护理学会从促进专业发展的角度并结合基层医疗服务机构的需求，组织安宁疗护专业委员会专家们将安宁疗护十七项舒适照护技术操作流程进行了进一步的细化，强调了技术要点与注意事项，梳理并归纳了常用的评估工具，同时为便于基层医疗机构的护理人员的学习与培训，为各项技术的重点环节附上了图片，为每一项技术操作流程附上了完整操作视频，让学习与培训更加直观、方便。

在此感谢所有参与此书编写的专家团队的辛苦付出，特别是在各项操作技术的拍摄、录制与剪辑过程中付出辛苦努力的护理同仁们，感谢辽宁省护理学会的领导对此书出版的大力支持，感谢中国抗癌协会大肠癌整合护理专业委员会的专家们对此书给予指导与帮助，希望这本简明、实用的工具书能为从事安宁疗护的基层护理人员提供帮助，让我们共同携手为安宁疗护事业贡献一份力量，为终末期患者提供更加优质的舒适照护服务！

李 辉

辽宁省护理学会安宁疗护专业委员会

目录

第一篇　口腔护理 1

第二篇　协助进食和饮水 8

第三篇　卧位护理 14

第四篇　体位转换 24

第五篇　尿失禁的护理 31

第六篇　尿潴留的护理 44

第七篇　会阴护理 47

第八篇　留置导尿管的护理 52

第九篇　床上洗头 55

第十篇　床上擦浴 61

第十一篇　协助沐浴 66

第十二篇　静脉导管的维护（PICC/CVC） 70

第十三篇　肠内营养 76

第十四篇　肠外营养 83

第十五篇　大便失禁的护理 96

第十六篇　便秘的护理 105

第十七篇　轮椅与平车使用 109

第一篇

口腔护理

口腔由牙齿、牙龈、舌、脸颊、软腭及硬腭等组成，具有摄取、咀嚼和吞咽食物，以及发音、感觉、消化等重要功能。良好的口腔护理可以保持患者口腔清洁、湿润，预防口腔感染等并发症；去除口腔异味，增进食欲，促进患者舒适；评估患者口腔变化（如黏膜、舌苔及牙龈等），提供病情动态变化的信息，从而提高患者生活质量。

进行口腔护理时应注意以下内容：

（1）操作时，动作应轻柔，避免弯止血钳触及牙龈及口腔黏膜。

（2）为昏迷或意识模糊的患者进行口腔护理时，棉球不宜过湿，禁止漱口，以免引起误吸。

（3）操作中注意夹紧棉球，防止遗留在口腔内。

（4）使用开口器时应从臼齿（磨牙）处放入。牙关紧闭者，不可使用暴力使其张口，以免造成损伤。

（5）传染病患者的用物需按消毒隔离原则进行处理，护理人员需做好个人防护。

（6）长期应用抗生素和激素的患者，注意观察口腔内有无真菌感染。

1.评估

（1）评估患者的年龄、病情、意识状态、心理状态、自理能力及配合程度。

（2）患者口腔卫生及清洁状况，包括口唇、黏膜、牙龈、牙齿、舌、腭、唾液及口腔气味等。

（3）评估患者对口腔卫生保健知识的了解程度，如刷牙方法、口腔清洁用具的选用、牙线使用方法、义齿的护理，以及口腔卫生的影响因素等。

（4）评估患者口腔特殊问题，如是否佩戴义齿、是否因口腔及周围组织的治疗、手术等佩戴特殊装置及管道。

2.物品准备

（1）一般口腔护理法：牙具一套、牙线、治疗碗、凉开水、洗手液、医疗垃圾桶、生活垃圾桶。

（2）特殊口腔护理法：口腔护理包（内有治疗碗或弯盘盛棉球、弯盘、弯止血钳或镊子2把、压舌板）、水杯（内盛漱口溶液）、吸水管、棉签、液体石蜡、手电筒、纱布数块、治疗巾、口腔护理液、洗手液、生活垃圾桶、医用垃圾桶，必要时备开口器和口腔外用药。

3.口腔护理

a. 一般口腔护理法

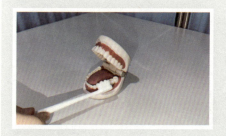

（1）协助患者取坐位。

（2）协助患者正确刷牙：将牙刷毛面与牙齿成45°角，短距离快速以环形颤动方式刷洗牙齿内面，再由内向外刷洗牙齿的咬合面、舌面。刷洗完毕，彻底漱口，洗净牙刷待用。

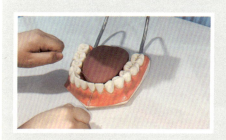

（3）协助患者使用牙线：拉动牙线向一侧使其呈C形，向咬合面做拉锯样动作提拉牙线，清洁牙齿侧面；同法换另一侧，反复数次直至清洁牙面或清除嵌塞食物。使用牙线后，彻底漱口以清除口腔内碎屑。

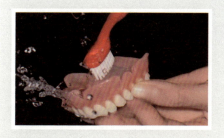

（4）义齿清洁：取下义齿清洁并进行口腔护理，义齿清洁后应冲洗，再用冷水浸泡，备用。

（5）协助患者取舒适体位。

b. 特殊口腔护理法

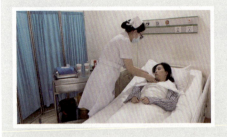

（1）协助患者取侧卧或仰卧位，头偏向一侧（面向操作者），病情允许者抬高床头。

（2）铺治疗巾于患者颈下，置弯盘于口角旁。

（3）湿润棉球，并清点数量。

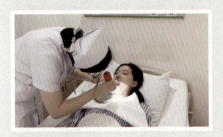

（4）湿润口唇。

（5）协助患者漱口，指导清醒患者用吸水管漱口。

（6）用手电筒及压舌板评估口腔情况。昏迷患者或牙关紧闭者可用开口器协助张口。

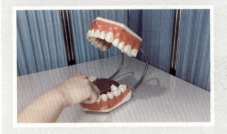

（7）用止血钳及镊子夹取棉球，拧干，嘱患者咬合上下齿，用压舌板轻轻撑开颊部，擦洗左侧牙齿外面，按顺序纵向擦洗牙齿由臼齿到门齿，右侧同法；嘱患者张开上下齿，擦洗左上内面、左上咬合面、左下内面、左下咬合面、以弧形擦洗左侧颊部，右侧同法；擦洗硬腭、舌面、舌下、舌窝。

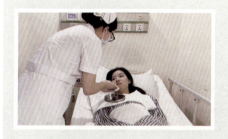

（8）擦洗完毕，清点棉球数量，操作前后棉球数量一致。

（9）协助清醒患者用吸管漱口，擦净口唇及周围。

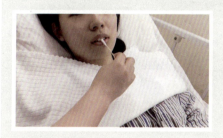

（10）再次评估口腔状况。

（11）口唇干裂者，可涂石蜡油或润唇膏；口腔黏膜有溃疡者，可局部应用口腔溃疡膏。

（12）撤去弯盘及治疗巾，协助患者取舒适卧位。

改良 Beck 口腔评分表见附表 1。

附表 1

改良 Beck 口腔评分表

项目	1分	2分	3分	4分
口唇	湿润、粉红、平滑、完整	轻度干燥、发红	肿胀、干燥、有独立水疱	溃烂水肿并有分泌物
黏膜及牙龈	湿润、粉红、平滑、完整	干燥、苍白、独立性病变及白斑	红、肿、非常干燥或水肿，存在溃疡发炎	干燥或水肿，舌尖及舌乳头发红且破溃
舌面	湿润、粉红、平滑、完整	干燥、舌乳头突起	干燥或水肿，舌尖及舌乳头发红且破溃	舌苔厚重，非常干燥或水肿，溃疡、破溃出血
牙齿	干净	少量牙垢、牙菌斑、碎屑	中量牙垢、牙菌斑、碎屑	被牙垢、牙菌斑、碎屑覆盖
口腔唾液	丰富、稀薄、水状	水状量增加	减少，黏液状	黏稠，丝状

注：评分分值越高，表明患者口腔问题越多，健康状况越差。

常用口腔护理液见附表2。

附表2

常用口腔护理液

名称	浓度	作用及适用范围
生理盐水	—	清洁口腔，预防感染
氯己定溶液	0.02%	清洁口腔，广谱抗菌
甲硝唑溶液	0.08%	适用于厌氧菌感染
过氧化氢溶液	1% ~ 3%	防腐、防臭，适用于口腔感染有溃烂、坏死组织者
复方硼酸溶液（朵贝尔溶液）	—	轻度抑菌、除臭
碳酸氢钠溶液	1% ~ 4%	属碱性溶液，适用于真菌感染
呋喃西林溶液	0.02%	清洁口腔，广谱抗菌
醋酸溶液	0.1%	适用于铜绿假单胞菌感染
硼酸溶液	2% ~ 3%	酸性防腐溶液，有抑制细菌的作用

第二篇

协助进食和饮水

食物和水是保证人体健康、维持生存的必备条件。当终末期患者的进食能力以及进食的欲望因疾病等原因受到影响时，可降低免疫力，发生营养不良，最终加重疾病进展。因此对不能自行进食和饮水者予以帮助，从而保证患者摄入足够的营养、水分和药物，维持机体正常功能。

协助进食和饮水时应注意以下内容：

（1）进食环境应整洁、安静、空气清新、光线适宜。

（2）根据患者自理程度及病情采取适宜的进食体位，偏瘫患者从口腔健侧入口喂食，摆放体位前应做好评估，动作轻稳，保证安全。

（3）协助患者进食与饮水时注意力应集中，密切观察病情变化。遇有呛咳立即停止，防止误吸。

（4）患者口腔内有食物时不宜与患者交流。

（5）特殊饮食的患者，应制定相应的食谱。

（6）患者进食和饮水延迟时，做好交接班。

1.评估

（1）评估患者病情、意识状态、自理能力、合作程度、有无咀嚼不便、口腔疾患等。

（2）评估患者饮食类型、吞咽功能、咀嚼能力、口腔疾患、营养状况、进食情况（如注意评估患者用餐的时间、频次、方式、规律等）。

（3）注意评估患者食欲有无改变，若有改变，注意分析原因。

（4）了解有无餐前、餐中用药，有无特殊治疗或检查。

2.物品准备

（1）汤勺、水杯（吸管）、餐巾（或毛巾）、纸巾、餐具、食物。

（2）跨床餐桌、必要时备软垫。

3.协助进食和饮水

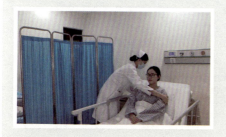

（1）协助患者取舒适体位，病情允许者取半坐卧位或坐位；卧床患者可抬高床头30°并侧卧30°，背部放置软枕。

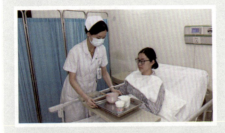

（2）协助患者清洁双手，按需戴上义齿，颌下围垫巾（毛巾），准备餐桌板及食物。

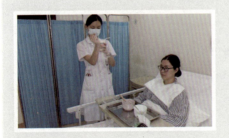

（3）戴一次性手套，检查食物、汤或温开水的温度（38～40℃为宜）。

（4）进食前，使用吸管或汤勺进食温开水，以达到湿润口腔和食管的目的。

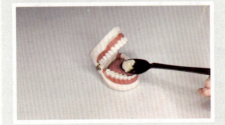

（5）每次喂食量取1/3汤勺，汤勺尽量送到舌根部，喂汤时从唇边送入。固态与液态食物应轮流喂食。

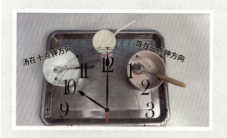

（6）视物障碍的患者，若要求自己进食，可按时钟平面图放置食物，并告知方向、食品名称，利于按顺序取用。

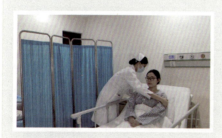

（7）进食后漱口，用毛巾或纸巾清洁口角。

（8）病情允许者进食后保持进食体位30min，预防食物反流。

不同营养状况的身体征象见附表 3。

附表3

不同营养状况的身体征象

项目	营养良好	营养不良
外貌	发育良好、精神、有活力	消瘦、发育不良、缺乏兴趣、倦怠、疲劳
皮肤	有光泽、弹性良好	无光泽、干燥、弹性差、肤色过淡或过深
毛发	浓密、有光泽	缺乏自然光泽，干燥稀疏
指甲	粉色、坚实	粗糙、无光泽、易断裂
口唇	柔润、无裂口	肿胀、口角裂、口角炎症
肌肉和骨骼	肌肉结实、皮下脂肪丰满、有弹性、骨骼无畸形	肌肉松弛无力、皮下脂肪菲薄、肋间隙凹陷、锁骨上窝凹陷、肩胛骨和髂骨突出

基本饮食种类见附表 4。

附表4

基本饮食种类

饮食种类	适用对象	饮食原则	用法	可选食物
普食	消化功能正常；无饮食限制；体温正常；疾病较轻或恢复期患者	营养平衡；美观可口；易消化；无刺激的一般食物；与健康人饮食相似	每日 3 餐，总能量应达 9.21 ~ 10.88kJ	一般食物都可以采用
软食	消化吸收功能差；咀嚼不便者；低热、消化道术后恢复期的患者	营养平衡；易消化、易咀嚼；食物软、烂、碎；少油炸、少油腻、少粗纤维及强烈刺激性调料	每日 3 ~ 4 餐，总能量达 9.21 ~ 10.05kJ	软饭，面条，切碎煮熟的菜、肉等
半流质饮食	口腔及消化道病；中等发热；体弱；手术后患者	食物呈半流质；无刺激性；易咀嚼、吞咽和消化；纤维少；营养丰富；少食多餐；胃肠功能紊乱者禁用含纤维素或易引起胀气的食物	每日 5 ~ 6 餐，总能量达 6.28 ~ 8.37kJ	菜泥、菜末、粥、面条、羹等
流质饮食	口腔疾患、各种大手术后；急性消化道疾患；高热；病情危重者	食物呈液状，易吞咽、易消化，无刺激性；所含热量与营养素不足，只能短期使用；通常辅以肠外营养以补充能量和营养素	每日 6 ~ 7 餐，每 2 ~ 3h 一次，每次 200 ~ 300mL，总能量为 3.35kJ 左右	乳类、豆浆、米汤、稀藕粉、菜汁、果汁等

第三篇

卧位护理

卧位是指患者休息和适应医疗护理需要时所采取的卧床姿势。正确的卧位对缓解疲劳、增进舒适、治疗疾病、减轻症状、预防并发症等均能起到良好的作用。

常见卧位有平卧位、侧卧位、半坐卧位及端坐卧位等。

进行卧位护理时应注意以下内容：

（1）应根据患者治疗、病情需要及主观意愿选择合适的卧位。

（2）注意各种卧位姿势身体承重处的皮肤情况，做好皮肤护理，定时更换卧位。

（3）进行卧位护理时，应保护患者隐私，根据需要适当遮盖患者身体，促进患者身体舒适。

（4）做好充分的保护措施，恰当使用床档及软枕，预防坠床及磕碰伤，如遇到烦躁、意识不清的患者，恰当使用约束带，保证患者安全。

1.评估

（1）病情、意识状态、自理能力及合作程度。

（2）根据诊断、治疗和护理要求选择卧位。

（3）根据患者主诉，评估当前卧位的舒适度及卧位习惯。

（4）患者皮肤是否因长期受压而出现压力性损伤的前期征兆。如已经出现压力性损伤,应按照压力性损伤分期采取合适的护理措施(详见附表5～附表7)。

（5）环境温度适宜，光线温和，注意保护患者隐私。

2.物品准备

（1）软硬适中的软枕，用于放置身体空隙处起到支撑作用。

（2）干净的衣物及床单，用于有污染时更换。

（3）依据病情备预防压力性损伤的用具，如波动式气垫床、预防性敷料等。

3.卧位

a. 平卧位

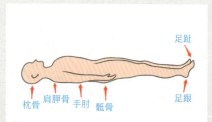

（1）查看患者有无伤口、管路，妥善固定各种管路。

（2）平卧位时重点检查以下受压皮肤：枕部、肩胛部、肘部、脊椎体隆突处、骶尾部及足跟部。

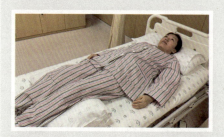

（3）在患者头颈下垫一软枕，可缓解肩颈肌肉的紧张度，促进舒适。

（4）两臂自然放于身体两侧。

（5）两腿自然平放，膝盖微微弯曲，在膝下垫一薄枕。

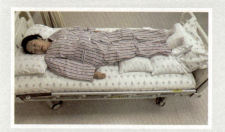

（6）意识不清或昏迷患者将头偏向一侧，预防吸入性肺炎或窒息发生。同时加床档保护患者安全，预防跌倒坠床。

（7）双下肢水肿患者可在小腿下面垫一软枕，促进下肢血液回流。

（8）在足底处放置一软枕，使其保持功能位，防止足下垂。

b. 侧卧位

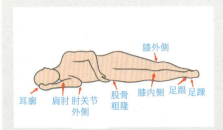

耳廓　肩肘 肘关节　股骨　膝内侧 足跟 足踝
　　　　外侧　粗隆
膝外侧

（1）查看患者有无伤口、管路，妥善固定各种管路。

（2）侧卧位时重点检查以下受压皮肤：耳廓处、肩峰处、肋部、髋部、膝关节内外侧、内外踝部。

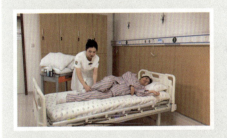

（3）两臂屈肘，一手放于枕旁，另一手放于胸前，在胸前放一软枕。

（4）下腿伸直，上腿弯曲，必要时在两膝之间放置软枕。

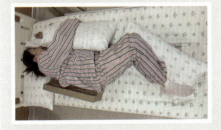

（5）在后背部放一软枕或三角枕，用于支撑身体。

（6）意识不清或昏迷患者侧卧时，拉起床档保护患者安全，防止坠床。

c. 半坐卧位

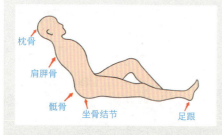

（1）查看患者有无伤口、管路，妥善固定各种管路。

（2）半坐卧位时重点检查以下受压皮肤：枕骨、肩胛骨、坐骨结节、骶尾部及足跟处。

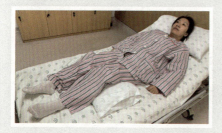

（3）将床头抬高30°～50°，再将膝下抬高10°～20°。

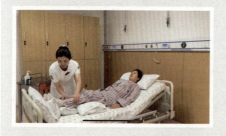

（4）必要时足底放一软枕，防止足部触及床尾栏杆。

（5）拉起床档保护患者安全，防止坠床。

d. 端坐卧位

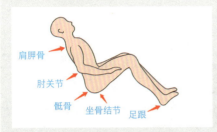

肩胛骨
肘关节
骶骨 坐骨结节 足跟

（1）查看患者有无伤口、管路，妥善固定各种管路。

（2）端坐卧位时重点检查以下受压皮肤：肩关节、肘关节、骶尾部、坐骨结节及足跟处。

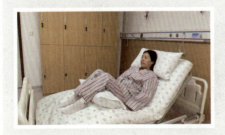

（3）将双腿屈曲，足底紧贴床面，取一软枕垫于膝下及大腿下2/3的位置。

（4）将床头抬高70°～80°，床尾抬高15°～20°。

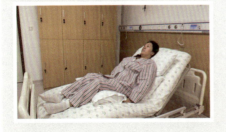

（5）在患者腰背部及头颈部放置软枕，起到支撑作用。

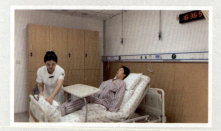

（6）垫一软枕于小腿部，避免双侧膝关节触碰，床尾放置软枕与足部贴合，也可使用足跟托起用具，防止足部受压。

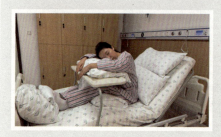

（7）床上放一小桌，桌上放软枕，患者可伏桌休息。

（8）拉起床档保护患者安全，防止坠床。

附表5

Braden 压力性损伤风险评估量表

项目＼评分	1分	2分	3分	4分
感觉功能	完全受限	非常受限	轻度受限	未受限
潮湿	持续潮湿	常常潮湿	有时潮湿	很少潮湿
活动力	卧床	坐位	偶尔行走	经常行走
移动力	完全无法移动	严重受限	轻度受限	未受限
营养	非常差	可能缺乏	充足	丰富
摩擦力和剪切力	有问题	有潜在问题	无明显问题	—

注：主要适用人群为内外科成年患者、老年人。总分值范围为 6 ～ 23 分，得分越低发生压力性损伤的危险越高。根据患者实际情况，选择每个项目实际得分，总评分 ≤ 18 分，提示患者有压力性损伤风险，建议采取预防措施。

附表6

Norton 压力性损伤风险评估量表

项目 ＼ 评分	4分	3分	2分	1分
身体状况	良好	一般	不好	极差
精神状态	思维敏捷	无动于衷	不合逻辑	昏迷
活动能力	可以走动	需扶助行走	坐轮椅	卧床
灵活程度	行动自如	轻微受限	非常受限	不能活动
失禁情况	无	偶有失禁	经常失禁	二便失禁

注：主要适用人群为长期卧床患者。总分值范围为 5 ~ 20 分，得分越低发生压力性损伤危险越高。根据患者实际情况，选择每个项目实际得分，总评分 ≤ 14 分，提示患者有压力性损伤风险，建议采取预防措施。

附表7

压力性损伤分期及处理措施

分期	表现特点	主要处理措施
1 期指压不变白红斑	皮肤完整，出现压之不褪色的局限性红斑，可有疼痛、坚硬或松软，皮温升高或降低	去除诱因，加强翻身，皮肤已有损伤时不提倡按摩
2 期部分皮层缺损	部分表皮缺损伴真皮层暴露，浅表开放性溃疡，创面呈粉红色、无腐肉；也可表现为完整或破损的浆液性水疱	小水泡：减少摩擦，防止破裂，使其自行吸收 大水疱：用无菌注射器抽出疱内液体（不必剪去表皮），给予无菌消毒换药
3 期全层皮肤缺损	全层皮肤缺损可见皮下脂肪，但无筋膜、肌腱/肌肉、韧带、软骨/骨骼暴露。可见腐肉和/或焦痂，但未掩盖组织缺失的深度。可有潜行或窦道	保持局部清洁干燥，无菌换药法处理创面，采用湿性愈合法选择敷料贴于创面
4 期全层皮肤和组织缺损	全层皮肤和组织缺损伴骨骼、肌腱或肌肉外露。创面基底部可有腐肉和焦痂覆盖，常伴有潜行或窦道	局部清创，去除坏死组织，吸收渗液，抗感染
深部组织损伤	皮肤完整或破损，局部出现持续的指压不变白，皮肤呈深红色、栗色或紫色，或表皮分离后出现暗红色伤口或充血性水疱。可伴疼痛、坚硬、糜烂、松软、潮湿、皮温升高或降低	皮肤完整时避免摩擦，出现水泡者按 2 期压力性损伤处理，坏死组织较多时进行伤口清创
不可分期	全层皮肤和组织缺损，因创面基底部被腐肉和（或）焦痂掩盖而无法确认组织缺失程度需去除腐肉和（或）焦痂后方可判断损伤程度	彻底清除坏死组织或焦痂，清创后按分期进行处理

第四篇

体位转换

　　体位转换是指通过一定的方式改变人体姿势和位置的过程。因疾病或治疗的限制，患者若需长期卧床，容易出现精神萎靡、消化不良、便秘、肌肉萎缩等症状；由于局部组织长期受压，血液循环障碍，易发生压力性损伤；长期卧床会使呼吸道分泌物不易咳出，易发生坠积性肺炎。因此，定时为患者变换体位，可以保持舒适和安全以及预防并发症的发生。

进行体位转换时应注意以下内容：

　　（1）根据患者个体状态及意愿选择合适体位，充分尊重患者的意愿；依据患者的体重与病情使用合理的转换方式。

　　（2）进行体位转换时，应做好充分的保护措施，注意保暖，恰当使用床档及软枕，预防坠床及磕碰伤。

　　（3）变换体位过程中，不可暴力操作，避免拖拉，以免擦破皮肤。根据患者病情及皮肤受压情况，确定翻身间隔的时间。如发现皮肤发红或破损应及时处理。

　　（4）若患者身上有各种导管或输液装置时，应先将导管安置妥当，翻身后仔细检查导管是否有脱落、移位、扭曲、受压等，以保持导管通畅。

　　（5）多人操作时，保持步调一致，避免出现医源性损伤。

1.评估

（1）病情、意识状态、自理能力及合作程度。

（2）根据患者主诉，评估当前卧位的舒适度。

（3）评估患者皮肤是否因长期受压而出现压力性损伤的前期征兆。如已经出现压力性损伤，应采取正确的方式进行处理。

（4）评估病情与体重，确定操作人数，体重较轻的患者可由一人操作，体重较重或病情较重的患者应由多人操作。

（5）评估有无输液装置及管路。

（6）评估环境，温度适宜，光线温和，注意保护患者隐私。

2.物品准备

（1）软硬适中的软枕：用于放置在身体的空隙处，起到支撑作用。

（2）干净的衣物：用于衣物污染时更换。

3.体位转换

a. 平卧位转换至侧卧位

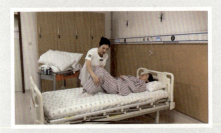

（1）固定床脚轮。

（2）妥善安置各种导管及输液装置。

（3）协助患者仰卧，两手放于腹部，两腿屈曲。

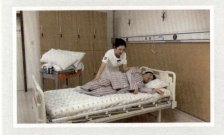

（4）翻身（一人法）：

①先将患者双下肢移向靠近操作者侧的床沿，再将患者肩、腰、臀部向操作者侧移动。②一手托肩，一手托膝部，轻推使患者转向对侧，使其背向操作者。拉起床档保护患者安全，防止坠床。

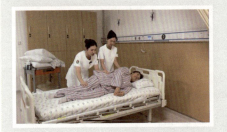

（5）翻身（两人法）：

①两名操作者站在床的同侧，一人托住患者颈肩部和腰部，另一人托住臀部和腘窝部，同时将患者抬起移向近侧。②两人分别托扶患者的肩、腰部和臀、膝部，轻推使患者转向对侧。

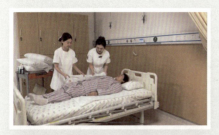

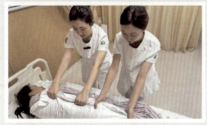

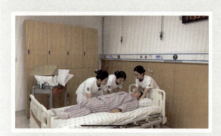

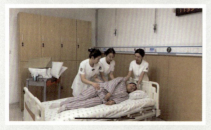

（6）轴线翻身（二人法）：

①移动患者：两名操作者站在床的同侧将大单置于患者身下，分别抓紧靠近患者肩、腰背、髋部、大腿等处的大单，将患者拉至近侧，拉起床档。②安置体位：操作者绕至对侧，将患者近侧手臂置于头侧，远侧手臂置于胸前，两膝间放一软枕。③协助侧卧：操作者双脚前后分开，两人双手分别抓紧患者肩、腰背、髋部、大腿等处的远侧大单，一人发口令，两人动作一致地将患者整个身体以圆滚轴式翻转至侧卧。

（7）轴线翻身（三人法：适用于颈椎损伤的患者）：

①操作者1固定患者头部，纵轴向上略加牵引，使头、颈部随躯干一起缓慢移动。②操作者2双手分别置于患者肩、背部。③操作者3双手分别置于患者腰部、臀部，使患者头、颈、腰、髋保持在同一水平线上，移至近侧保持患者脊椎平直。④翻转至侧卧位，翻转角度不超过60°。

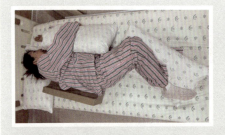

（8）在患者背部、胸前及两膝间放置
软枕，必要时使用床档。
（9）保持各关节处于功能位置。
（10）检查管路，保持通畅。
（11）观察背部皮肤并进行护理。

b. 平卧位转换至坐位

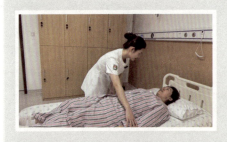

（1）固定床脚轮。
（2）妥善安置各种导管及输液装置。
（3）患者取仰卧位。

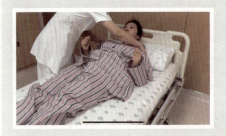

（4）一人协助坐起（无辅助工具）：
①患者双上肢置于身体两侧，双臂肘
关节屈曲支撑于床面上，操作者站在
患者侧前方，以双手扶托患者双肩向
上牵拉。②嘱患者利用双肘的支撑抬
起上部躯干后，逐渐改用双手掌撑住
床面，支撑身体坐起，调整坐姿，保
持舒适坐位。

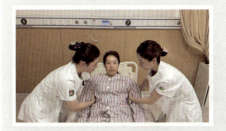

（5）两人协助坐起：
两名操作者分别站于床的两侧，交叉托住患者颈肩部，一起将患者上半身全部托起至半坐卧位，再逐步改为坐位。
（6）患者上身坐直后，调整患者的衣服及床单，并调整患者导管及输液装置。

c. 移向床头

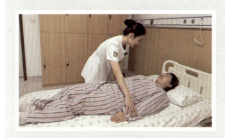

（1）固定床脚轮。
（2）妥善安置各种导管及输液装置。
（3）患者取仰卧位。

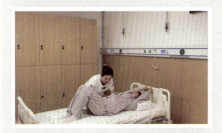

（4）移动患者（一人法）：
患者仰卧屈膝，双于握住床头栏杆，操作者一手托住患者肩部，一手托住患者臀部，抬起患者同时，嘱患者双脚蹬床面，挺身上移。

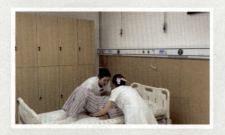

（5）移动患者（二人法）：

患者仰卧屈膝，两名操作者分别站于床的两侧，交叉托住患者颈肩部和臀部，或一人托住颈、肩部及腰部，另一人托住臀部及腘窝部，两人同时抬起患者移向床头。

（6）视病情需要摇起床头或支起靠背架，协助患者取舒适卧位，整理床单位。

第五篇

尿失禁的护理

尿失禁指排尿失去意识控制或不受意识控制,尿液不自主地流出。保持会阴部清洁干燥、无异味,隔绝尿液对皮肤的刺激,避免尿失禁带来的皮肤损伤,可提高患者的舒适度、减轻其心理压力、预防并发症的发生。

进行尿失禁护理时应注意以下内容:

(1)关闭门窗,屏风遮挡,注意隐私保护。

(2)观察会阴部及臀部皮肤情况。操作时动作轻柔,尽量采用冲洗或轻拍式清洁;水温适宜;选择无香味、无刺激性、接近皮肤pH的清洗液。

(3)保持会阴部及臀部皮肤清洁、干燥。可用保湿剂,如甘油等外擦,锁住皮肤角质层水分,达到润肤效果;也可使用皮肤保护剂,如氧化锌或鞣酸软膏等外涂保护会阴部皮肤,避免尿液刺激。

(4)指导患者增加膳食纤维,减少辛辣食物、减少含酒精、咖啡因或碳酸类饮料。

(5)设置提醒闹钟,制定排尿的时间计划,每2h进行一次排尿,指导患者养成定时排尿的习惯。

(6)指导患者进行盆底肌训练,以增强控制排尿的能力。

（7）加强沟通，消除患者紧张情绪。

（8）注意观察病情，有异常情况及时正确处理。

1.评估

（1）患者病情、意识状态、自理能力及合作程度，了解治疗及服药情况。

（2）了解患者饮水习惯、饮水量，每次排尿量、排尿时间及伴随症状。

（3）患者皮肤是否因排泄物浸渍而出现失禁相关性皮炎（IAD）的前期征兆。如已经出现IAD,应按照IAD的程度采取合适的护理措施。

（4）对长期尿失禁或局部出现重度IAD的患者，可行间歇性导尿术或留置导尿。

（5）根据《国际尿失禁咨询委员会问卷简表（ICI-Q-SF）》评估患者尿失禁的严重程度；根据《尿失禁生活质量问卷（I-QOL）》评估患者的生活质量。

（6）环境温湿度适宜，注意保护患者隐私。

2.物品准备

（1）温水、生理盐水、毛巾、手套用于会阴部清洁；爽身粉、油膏、皮肤保护剂（不含酒精）用于局部皮肤保护。

（2）干净的衣物及床单，用于污染时更换。

（3）根据病情备相应的保护措施：一次性尿片、尿裤、一次性隔尿垫、高级透气接尿器、保鲜膜袋式尿袋、避孕套式尿袋、一次性导尿包。

3.尿失禁护理

a.吸收型尿失禁用品（尿片、尿裤）

此类用品用于清醒、无会阴部及臀部局部皮肤受损者。

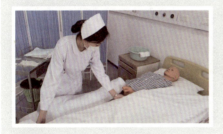

（1）评估环境，关闭门窗、适当遮挡、保护患者隐私。

（2）松开床尾盖被，帮助患者脱去对侧裤腿，盖在近侧腿部，并盖上浴巾，对侧腿用盖被遮盖。

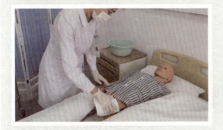

（3）查看患者会阴部及臀部皮肤情况。

（4）铺一次性隔尿垫于臀下。

（5）用温水清洗会阴部及臀部，并擦干。

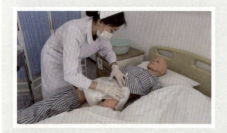

（6）予局部皮肤保护，视情况涂油膏、爽身粉或皮肤保护剂（按压式涂抹）。

（7）穿一次性尿片或尿裤。

b. 收集型尿失禁用品（高级透气接尿器）

此类用品用于无会阴部及臀部局部皮肤受损者

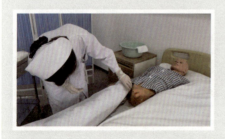

（1）评估环境，关闭门窗、适当遮挡、保护患者隐私。

（2）查看患者会阴部及臀部皮肤情况。

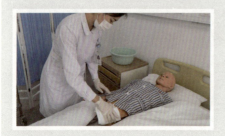

（3）松开床尾盖被，帮助患者脱去对侧裤腿，盖在近侧腿部，并盖上浴巾，对侧腿用盖被遮盖。

（4）铺一次性隔尿垫于臀下，用温水清洗会阴部及臀部。

（5）保持会阴部及臀部皮肤清洁、干燥。

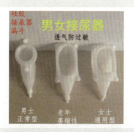

（6）予局部皮肤保护，视情况涂油膏、爽身粉或皮肤保护剂（按压式涂抹）。

（7）根据患者性别选择不同型号的接尿器。

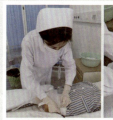
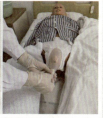

（8）轻扯尿袋防止尿袋粘连。

（9）将腰带系在腰上，把阴茎放入尿斗中（或接尿斗紧贴会阴当中），并把下面的两条布带从两腿根部中间左右分开向上，扣在腰带上。

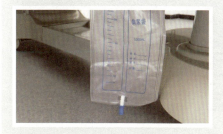

（10）尿袋固定高度适宜，防止尿液反流，尿袋末端不接触地面。

（11）接尿器应在通风、干燥、清洁处保存，冲洗晾干，严禁暴晒。

c. 收集型尿失禁用品（保鲜膜袋式尿袋）

此类用品用于男性无烦躁者

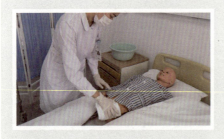

（1）评估环境，关闭门窗、适当遮挡、保护患者隐私。

（2）查看患者会阴部及臀部皮肤情况。

（3）用温水清洁会阴部皮肤，阴茎、龟头、包皮等处的尿液及污垢，保持干燥。

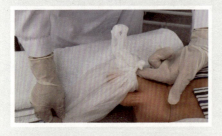

（4）予局部皮肤保护，视情况涂油膏、爽身粉或皮肤保护剂（按压式涂抹）。

（5）将保鲜膜袋口打开，将阴茎全部放入其中，取袋口两端对折系一活扣。

（6）系时注意不要过紧留有一指的空隙为佳，避免过紧引起阴茎缺血。

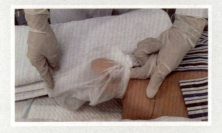

（7）阴茎回缩者可连同阴囊一起套入保鲜膜袋中。

（8）每次排尿后及时更换保鲜膜袋，防止侧漏。日间2～3h、夜间3～4h更换1次。

（9）对神志不清的患者，在进食和饮水后应随时检查是否有尿液排出。

d. 收集型尿失禁用品（避孕套式尿袋）

此类用品用于中度到严重尿失禁者

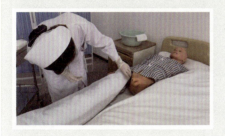

（1）评估环境，关闭门窗、适当遮挡、保护患者隐私。

（2）查看患者会阴部及臀部皮肤情况，如阴茎皮肤出现发炎、溃烂、红肿时，立即停止使用。

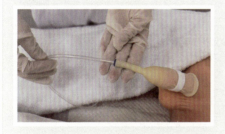

（3）予局部皮肤保护，视情况涂油膏、爽身粉或皮肤保护剂（按压式涂抹）。

（4）把包皮推上去，露出龟头，将尿套一推到底。将胶条黏在尿套上起固定作用。

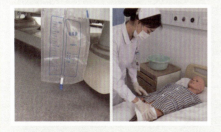

（5）尿袋固定高度适宜，防止尿液反流，尿袋末端不接触地面。

（6）每日2次用温水擦洗会阴部皮肤，阴茎、龟头、包皮等处的尿液及污垢，清洗干净。

国际尿失禁咨询委员会问卷简表 (ICI-Q-SF) 见附表 8。

附表8

国际尿失禁咨询委员会问卷简表（ICI-Q-SF）

仔细回想您近4周来的症状，尽可能回答以下问题。

1. 您的出生日期： 年 月 日		
2. 性别（在□空格内画√） 男□ 女□		
3. 您漏尿的次数？（在□空格内画√）		
从来不漏尿	□	0
1 星期大约漏尿 1 次或经常不到 1 次	□	1
1 星期漏尿 2 次或 3 次	□	2
每天大约漏尿 1 次	□	3
1 天漏尿数次	□	4
一直漏尿	□	5
4. 我们想知道您认为自己漏尿的量是多少？在通常情况下，您的漏尿量是多少（不管您是否使用了防护用品）（在□空格内打√）		
不漏尿	□	0
少量漏尿	□	2
中等量漏尿	□	4
大量漏尿	□	6
5. 总体上看，漏尿对您日常生活影响程度如何？		
请在 0（表示没有影响）~ 10（表示有很大影响）之间的某个数字上画圈 0 1 2 3 4 5 6 7 8 9 10 没有影响 有很大影响		
ICI-Q-SF 评分（把第 3、4、5 个问题的分数相加）：		
6. 什么时候发生漏尿？（请在与您情况相符合的那些空格打√）		
从不漏尿		□
未能到达厕所就会有尿液漏出		□
在咳嗽或打喷嚏时漏尿		□
在睡着时漏尿		□
在活动或体育运动时漏尿		□
在小便完和穿好衣服时漏尿		□
在没有明显理由的情况下漏尿		□
在所有时间内漏尿		□

注：中文版 ICI-Q-SF 总分为 21 分，共有 4 项内容：漏尿频率、漏尿量、影响程度及发生漏尿的时间，其中前 3 个项目的总和构成评分。分数越高，表示尿失禁程度越严重。根据国际尿控协会的建议按问卷的评分，可将尿失禁的严重程度分为 3 个等级 ≤ 7 分为轻度，8 ~ 13 分为中度，14 ~ 21 分为重度。

第五篇　尿失禁的护理

尿失禁生活质量问卷（I-QOL）见附表9。

附表9

尿失禁生活质量问卷（I-QOL）

日期：_____　姓名：_____　性别：_____　ID：_____

以下对您的影响评分如下：

问题	1分	2分	3分	4分	5分
1. 我担心不能及时到卫生间排尿					
2. 我因为尿失禁而顾虑咳嗽或打喷嚏					
3. 坐位变为站立时因为担心发生尿失禁而不得不小心					
4. 因尿失禁问题我需对每个细节事先做好计划					
5. 我因为自己的尿失禁问题而沮丧					
6. 我因为尿失禁问题长时间离家时感到不自在					
7. 我因为尿失禁而不能做自己想做的事而感到失落					
8. 我担心别人闻到我身上尿液的异味					
9. 我总顾虑我的尿失禁问题					
10. 能频繁而快速去卫生间对我很重要					
11. 我为不知陌生环境的卫生间而顾虑					
12. 我担心我的尿失禁问题随着年龄的增大而日渐严重					
13. 因为尿失禁问题我很难睡个好觉					
14. 我因为尿失禁问题感到尴尬和羞辱					
15. 因为尿失禁问题我觉得我不是健康的人					
16. 我因为尿失禁问题感到很无助					
17. 我因为尿失禁问题感到对生活没有兴趣					
18. 我担心尿湿自己					

问题	1分	2分	3分	4分	5分
19. 我觉得自己对膀胱没有控制能力					
20. 因为尿失禁我必须控制我的饮水量					
21. 我因为尿失禁问题限制了我的穿衣					
22. 我因为尿失禁问题影响了我的性生活					
合计					
最后评分（合计分数 -22）/88x100（范围 0 ~ 100） 分数越高，生活质量越高					

总的来说，您对治疗效果满意吗？　　　是□　否□

注：量表包含包括限制性行为、心理影响、社交活动受限 3 个领域共 22 个条目，每个条目采取五级计分法（极端影响 1 分；相当多影响 2 分；中度影响 3 分；轻度影响 4 分；一点也不影响 5 分）。最后得分为（合计分数 -22）/88 x 100（范围 0 ~ 100 分），得分越高说明患者生活质量越好。

附录1

一、盆底肌训练

有意识地对以耻骨尾骨肌肉群为主的盆底肌肉群进行的自主性收缩锻炼，又称 Kegel 运动。

二、方法

（1）排空膀胱，着宽松服装。

（2）身体放松，采用坐位、仰卧位或站立位等舒适体位。

①坐位时，坐在椅子上，两脚展开与肩同宽，伸展背部，扬起面部，放松肩部，腹部放松。②仰卧位时，两膝轻微立起，两肩展开，腹部放松。③站立位时，手、脚与肩同宽展开，倚靠在桌子上，伸展背部，扬起面部，肩、腹部放松。

（3）收缩骨盆底肌肉 5s（即让患者做收缩肛门、同时收缩尿道的动作，开始可只收缩 2 ~ 3s，逐渐延长时间至 10s。

（4）放松盆底肌肉 10s（放松肛门、尿道），休息 10s，即完成 1 次盆底肌训练。

（5）连续做 15 ~ 30min，每天重复 3 组或每天做 150 ~ 200 次。

附录2

一、失禁相关性皮炎（IAD）

失禁相关性皮炎是指由于暴露于尿液或粪便所造成的皮肤损伤，是一种发生在大小便失禁患者身上的接触性刺激性皮炎，任何年龄阶段均可发生，其影响的范围不限于会阴部位。

二、失禁相关性皮炎评估

1. 皮肤评估

（1）评估时间：所有大、小便失禁的患者应每天至少进行1次皮肤评估，或可根据失禁的发生频率及患者的 IAD 危险因素进行调整。

（2）评估部位：会阴、生殖器周围、臀部、臀部皱褶、大腿、后背、下腹和皮肤褶皱（腹股沟、大腹部血管翳下方等）。

（3）评估内容：主要评估皮肤有无颜色、温度、硬度改变，有无浸渍、红斑、水疱、丘疹、脓疱、溃烂、剥脱、真菌或细菌性皮肤感染的迹象，有无烧灼、疼痛、瘙痒或刺痛感等。

2. IAD 皮肤状态评估工具（SCAT）

以下是用于测量 IAD 的严重程度，包括3个测量条目：

（1）受影响皮肤的范围：无（0分）、<20cm^2（1分）、20～50cm^2（2分）、>50cm^2（3分）。

（2）皮肤发红程度：无发红（0分）、轻度发红（1分）、中度发红（2分）、重度发红（3分）。

（3）侵蚀的深度：无（0分）、仅表皮的轻度侵蚀（1分）、中度的表皮和真皮侵蚀且几乎无渗液（2分）、重度的表皮侵蚀伴重度的真皮侵蚀且伴或不伴少量渗液（3分）、极重度的表皮和真皮损伤伴中等量或可见的渗液（4分）。

上述3项评分相加，累积得分0～10分，评分越高表示 IAD 越严重。

三、失禁相关性皮炎的预防和护理

避免尿液或粪便与皮肤的接触是预防 IAD 的关键环节。处理失禁首先要对患者进行全面评估，明确失禁发生的原因，针对病因采取措施，中断尿液和粪便对皮肤的刺激。

1. 清洗皮肤

（1）目的是为了清除尿液或粪便，在涂抹皮肤保护剂之前实施。

（2）应使用接近正常皮肤 pH 范围、含表面活性剂的皮肤清洁剂。

（3）依据失禁的程度，建议至少每日 1 次或每次大便失禁之后清洗皮肤。

（4）每天或在每次大小便失禁之后清洗，力度柔和，尽量减少摩擦，避免摩擦及用力擦洗皮肤。

2. 保护皮肤

（1）保护剂的主要作用是在皮肤表面形成一层不透或半透的屏障膜，防止尿液和粪便中含有水及刺激物的浸泡和损伤，同时维持皮肤正常的屏障功能。

（2）常用的皮肤保护剂可分为粉剂类、油剂类、膏剂类、透明超薄敷料类、抗生素类、无痛皮肤保护膜类六大类。

（3）所有与尿液和（或）粪便接触或可能接触的皮肤上都要使用皮肤保护剂。

（4）保湿的作用主要是锁住角质层水分，保护皮肤；润肤则是填补角质层细胞间的脂质，填补皮肤屏障间的小裂缝。

3. 皮肤破溃

按伤口护理的方法处理。

第六篇

尿潴留的护理

    尿潴留是指尿液大量存留在膀胱内而不能自主排出。尿潴留时，膀胱容积可增至 3000 ~ 4000mL，膀胱高度膨胀可至脐部。帮助尿潴留患者引出尿液，及时排空膀胱，有利于减轻患者痛苦，缓解焦虑急躁情绪，预防并发症的发生。

进行尿潴留护理时应注意以下内容：

（1）关闭门窗，屏风遮挡，注意隐私保护。

（2）指导患者养成定时排尿的习惯，不可憋尿过久。

（3）指导患者进行骨盆底部肌肉的锻炼，以增强控制排尿的能力。

（4）排尿次数减少或膀胱感觉缺失的患者需定时督促排尿，记录排尿时间，以每4 ~ 6h排尿一次为宜。

（5）慢性尿潴留的患者，培养二次排尿的习惯，可增加膀胱的排尿功能，减少尿残余量。

（6）对二次排尿锻炼和定期排尿无反应的患者，可采用导尿或留置导尿。留置导尿管定时开放，行尿管夹闭训练，定期更换。

（7）加强沟通，安慰患者，消除焦虑和紧张情绪。

（8）注意观察病情，有异常情况及时报告医生进行正确的处理。

1.评估

（1）评估患者意识、自理能力、合作程度，饮酒以及用药情况，是否有影响排尿习惯的因素。

（2）评估患者膀胱充盈度、有无腹痛、腹胀及会阴部皮肤情况；了解患者有无尿管、尿路造口等。

（3）了解患者是否有前列腺增生、尿道狭窄、尿道损伤、尿道结石嵌顿等尿道梗阻性疾病。

（4）评估患者心理情绪，评估是否存在焦虑急躁情绪。

（5）环境温度适宜，光线温和，注意保护患者隐私。

2.物品准备

（1）一次性隔尿垫、尿壶、便器、温水、毛巾、盆、暖瓶，用于诱导排尿。

（2）干净的衣物及床单，用于污染时更换。

（3）根据病情备拐杖、助行器、便椅、一次性导尿包。

3.诱导排尿

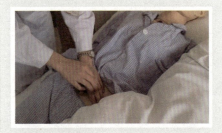

（1）关闭门窗，屏风遮挡，保护患者隐私。

（2）评估患者膀胱充盈度、有无腹痛、腹胀及会阴部皮肤情况。

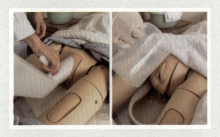

（3）协助卧床患者抬高上身或坐起，尽可能按照患者习惯姿势排尿。

（4）铺一次性隔尿垫于臀下，给予尿壶（或便器）接尿。

（5）诱导性排尿如听流水声、温水冲洗会阴等。

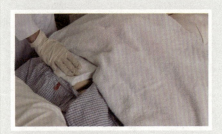

（6）热敷下腹部。

（7）按摩膀胱区或刺激肛门、大腿内侧，轻叩下腹部近会阴处。

（8）必要时可行留置导尿。

第七篇

会阴护理

　　会阴部因其特殊的生理结构，是病原微生物侵入人体的主要途径。当机体患病抵抗力减弱时，特别是长期卧床合并生殖系统或泌尿系统炎症、二便失禁，以及留置导尿患者极易发生感染。做好会阴护理能够保持会阴及肛门部清洁，促进患者舒适，预防生殖系统、泌尿系统的逆行感染。

进行会阴护理时应注意以下内容：

　　（1）擦洗溶液温度适中，减少刺激。

　　（2）女性患者月经期宜采用冲洗法。

　　（3）操作中避免暴露，注意患者保暖，保护隐私。

　　（4）每擦洗一处更换一个棉球，使用棉球数量以达到清洁为准。

　　（5）擦洗时动作轻稳，避免牵拉导管，注意擦洗顺序，避免交叉感染。

　　（6）操作时正确运用人体力学原则，注意节时省力。

　　（7）留置导尿者，需做好留置导尿管的清洁与护理。

　　（8）注意观察会阴部皮肤黏膜情况，有伤口者需要注意观察伤口有无红肿、分泌物的性状、伤口愈合情况。如有异常，及时向医生汇报，并配合处理。

1.评估

（1）年龄、病情、意识、心理状态、肢体活动情况、配合程度。

（2）有无二便失禁或留置导尿管。

（3）会阴清洁程度，皮肤黏膜情况，有无伤口、流血及渗液情况，留置尿管患者检查导尿管、集尿袋使用时间。

（4）环境温度适宜，光线充足，关闭门窗。

2.物品准备

（1）清洁棉球、纱布、一次性弯盘、无菌溶液、镊子、胶布、一次性手套、水温计，棉签及氧化锌软膏。

（2）防水垫巾（尿垫）、毛巾、浴巾、手消毒液、大量杯（内盛温水，温度与体温相近，以不超过 40℃ 为宜），便盆和便盆巾、生活垃圾桶和医疗垃圾桶。

3.会阴护理

a. 会阴擦洗

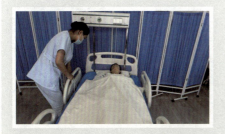

（1）关闭门窗、屏风遮挡，加立床档保护患者安全。

（2）取仰卧位，双腿屈曲分开，暴露会阴部，做好保暖措施。

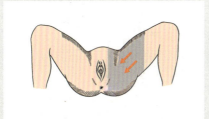

（3）将尿垫垫于臀下，戴一次性手套。

（4）擦洗大腿内侧1/3，由外向内至大阴唇边缘，先远侧后近侧进行擦洗。

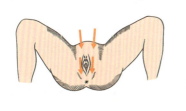

（5）阴阜、大阴唇擦洗顺序: 由上至下，由对侧到近侧进行消毒，注意皮肤皱褶处。

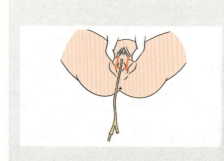

（6）小阴唇擦洗：一手分开大阴唇暴露小阴唇，由上到下，先对侧后近侧进行擦洗。

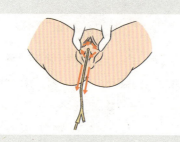

（7）尿道口擦洗：采用环形方法擦洗。

（8）留置导尿管擦洗：由尿道口处向远端依次擦洗导尿管的对侧、上方、近侧、下方。

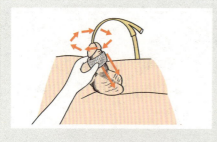

（9）男性患者会阴护理擦洗时，先擦洗阴茎头部，一手轻轻提起阴茎，一手纱布裹住阴茎，将包皮向后推露出冠状沟，由尿道口向外环形擦洗阴茎头部。

（10）沿阴茎体由上至下擦洗。

（11）提起阴囊，仔细擦洗阴囊下面皮肤褶皱处。

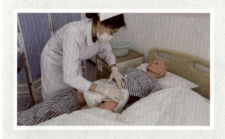

（12）擦洗肛周皮肤及肛门，大小便失禁的患者给予会阴部及肛门处涂抹凡士林或氧化锌软膏。

b. 会阴冲洗

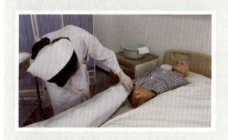

（1）关闭门窗、遮挡屏风，使用床档保护患者安全。

（2）测量水温38 ~ 40℃。

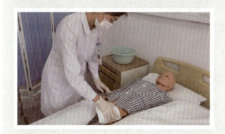

（3）将尿垫垫于臀下，置便盆于患者臀下，护士一手持装有温水的大量杯，一手持夹有棉球的大镊子，边冲水边擦洗会阴部，从会阴部冲洗至肛门部，冲洗后，将会阴部彻底擦干。

第八篇

留置导尿管的护理

留置导尿管是临床常用的侵入性护理操作，常用于手术、截瘫或昏迷等患者。留置导尿管患者易发生尿路感染、尿道损伤、尿道狭窄等并发症，做好留置导尿管的护理，可以促进患者舒适，保持尿道口清洁，引流通畅，促进膀胱功能的恢复及预防并发症的发生。

进行留置导尿管护理时应注意以下内容：

（1）尿袋的位置低于膀胱，尿管应有标识(注明管路名称、置管时间、气囊内注入无菌溶液量）。

（2）保持引流管通畅，避免导管受压、扭曲、牵拉、堵塞等。

（3）在病情允许的情况下鼓励患者每日摄水量2000mL以上（包含口服及静脉输液等），注意患者的主诉并观察尿液情况，发现尿液浑浊、沉淀、有结晶时应及时处理。

（4）定期更换导尿管、集尿袋（根据产品说明，避免频繁更换。导尿管一般为1～4周更换一次，集尿袋通常每周更换1～2次，若有尿液的性状、颜色、量改变，需及时更换）。

（5）拔管前采用间歇式夹闭引流管方式。

（6）拔管后注意观察排尿情况。

1.评估

（1）年龄、病情、意识状态、心理状况、自理能力、合作程度。

（2）尿道口及会阴部皮肤黏膜状况。

（3）患者尿液的性状、颜色、量及引流是否通畅。

（4）导尿管、集尿袋开始使用时间，集尿袋固定是否妥善，有无尿管脱出的风险。

（5）环境温度适宜，光线温和，注意保护患者隐私。

2.物品准备

（1）清洁棉球、纱布、一次性弯盘、无菌溶液、镊子、一次性手套、易拉胶布、一次性集尿袋、一次性 20mL 注射器、碘伏、棉签。

（2）防水垫巾（尿垫）、手消毒液、便盆及便盆巾、生活垃圾桶、医疗垃圾桶。

3.留置导尿管护理

a. 更换集尿袋

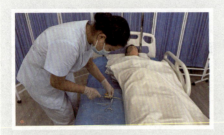

（1）戴手套，排空集尿袋内尿液，记录尿量。

（2）夹闭尿管，分离集尿袋与尿管。

（3）使用碘伏棉签消毒留置导尿管尾部端口周围及横截面。

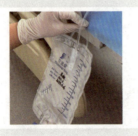

（4）在集尿袋上标注更换日期、时间。

（5）妥善固定集尿袋，位置低于膀胱高度。

b. 拔除留置导尿管

（1）患者屈膝仰卧位，两腿略外展，暴露外阴。

（2）碘伏棉球消毒会阴部（方法同会阴护理）。

（3）注射器抽出气囊内液体。

（4）嘱患者深呼吸，然后缓慢拔出尿管。

（5）拔出导尿管后，碘伏溶液擦洗会阴部。

床上洗头

洗头可帮助患者促进头皮血液循环，除去污秽和脱落的头屑，保持头发的清洁，使患者舒适。

对终末期患者而言，大部分患者由于病情太重不能采用淋浴方式或者坐在床旁洗头，可为患者进行床上洗头，每周至少洗头 1 次，洗头时应以确保患者安全、舒适及不影响治疗为原则。

进行床上洗头时应注意以下内容：

（1）洗头过程中，随时观察患者病情变化，若面色、脉搏及呼吸有异常，应立即停止操作。

（2）为患者洗头时，正确运用人体力学原理，身体尽量靠近床边，保持良好姿势，避免疲劳。

（3）病情危重和极度衰弱患者不宜洗发。

（4）患者头部有伤口、肿瘤、接受放疗者必须特别小心，勿用指甲抓，避免使用含化学成分的洗发液。

（5）洗发时间不宜过久，避免引起患者头部充血或疲劳不适。

（6）洗发时注意调节室温和水温，以患者舒适为宜，避免打湿衣物和床铺，及时擦干头发，防止患者着凉。

（7）洗发时注意保持患者舒适体位，防止水流入眼部和耳部。

（8）注意保护伤口及各种管路，防止感染。

1.评估

（1）患者年龄、病情、意识、心理状态、自理能力和配合程度，头发卫生情况及头皮状况。

（2）环境整洁，室温适宜，关好门窗，必要时开空调。

（3）询问患者是否需要排便。

2.物品准备

洗头盆、橡胶管、洗发液、水壶、毛巾（2条）、镜子、梳子、夹子、橡胶单、电吹风、眼罩或纱布、耳塞或棉球（以不吸水棉球为宜）、污物桶和污水桶等。

3.床上洗头

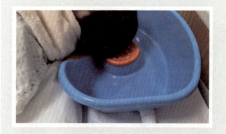

（1）协助患者取仰卧位，上半身移向床边，松开衣领向内折，毛巾围于颈下，夹子固定。

（2）铺橡胶单和毛巾于患者头部位置，将软枕垫于患者肩下。置洗头盆于患者后颈下，橡胶管下接污水桶。

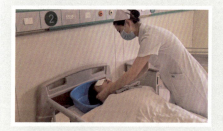

（3）操作者可站在床旁，也可站在床头（条件允许撤去床头板时）。

（4）用棉球或耳塞塞好双耳，用纱布或眼罩遮盖双眼，防止水流入眼部和耳部。

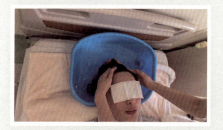

（5）松开头发，温水充分浸湿。

（6）取适量洗发液于掌心，均匀涂抹于头发，由发际至脑后部反复揉搓，同时用指腹轻轻按摩头皮，可促进头部血液循环。

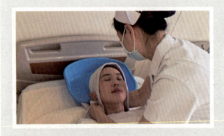

（7）温水冲洗干净，避免残留洗发液刺激头皮。

（8）解下颈部毛巾，擦去头发水分。取下眼罩或纱布，取下耳内棉球或耳塞。用毛巾包裹头发，擦干面部，避免患者着凉。

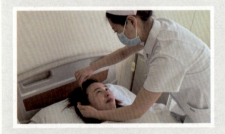

（9）撤去洗发用物。

（10）将枕移向床头，协助患者取舒适体位。

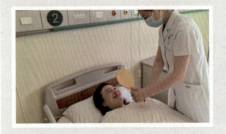

（11）解下包头毛巾，擦干头发，梳理整齐。必要时电吹风吹干后梳理成型。

（12）协助患者取舒适卧位，确保患者舒适、整洁。

日常生活活动能力量表（Barthel 指数评定量表）见附表10。

附表10

日常生活活动能力量表（Barthel 指数评定量表）

序号	项目	完全独立	需部分帮助	需极大帮助	完全依赖
1	进食	10	5	0	—
2	洗澡	5	0	—	—
3	修饰	5	0	—	—
4	穿衣	10	5	0	—
5	控制大便	10	5	0	—
6	控制小便	10	5	0	—
7	如厕	10	5	0	—
8	床椅转移	15	10	5	0
9	平地行走	15	10	5	0
10	上下楼梯	10	5	0	—

Barthel 指数总分：_____分

注：根据患者实际情况，选择每个项目实际得分，将所得分值进行累加，对应附表11
　　进行自理能力分级。

附表11

自理能力分级

自理能力等级	等级划分标准	需要照护程度
重度依赖	总分 ≤ 40 分	全部需要他人照护
中度依赖	总分 41 ~ 60 分	大部分需要他人照护
轻度依赖	总分 61 ~ 99 分	少部分需要他人照护
无需依赖	总分 100 分	无需他人照护

床上擦浴

由于终末期患者病情较重、长期卧床、身体衰弱，无法自行清洁皮肤，因此床上擦浴是患者身体清洁的主要方法之一。清洁皮肤可去除皮肤污垢，刺激皮肤血液循环，同时可促进身心舒适。

进行床上擦浴时应注意以下内容：

（1）擦浴时应注意患者保暖，控制室温，随时调节水温，及时为患者盖好浴毯。

（2）操作时动作敏捷、轻柔，减少翻动次数。通常于15～30min内完成擦浴。

（3）擦浴过程中应注意观察患者病情变化及皮肤情况，如出现寒战、面色苍白、脉速等征象，应立即停止擦浴，并给予适当处理。擦浴时注意保护患者隐私，减少身体不必要的暴露。

（4）擦浴过程中，注意节时省力原则。

（5）注意保护伤口和引流管，避免伤口受压、引流管打折或扭曲。

1.评估

（1）患者年龄、病情、意识、心理状态、自理能力及配合程度；皮肤完整性及清洁度；伤口及引流管情况。

（2）室内温度在24℃以上，关好门窗，拉上窗帘或使用屏风遮挡，注意保护患者隐私，必要时开空调。

（3）询问患者是否需要排便。

2.物品准备

（1）棉质浴巾2条，可遮盖患者，具有保暖作用，防止着凉。

（2）长棉质毛巾2条，起到擦干和按摩皮肤的作用。

（3）浴液、梳子、浴毯、按摩油／膏／乳、护肤用品。

（4）脸盆2个，清洁衣裤和被服。

（5）水桶1个，用于盛热水，按年龄、季节和个人习惯调节水温。

（6）污物桶，污水桶，便盆及便盆巾。

（7）屏风，保护患者隐私。

3.床上擦浴

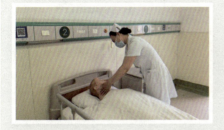

（1）查看患者皮肤，注意保护伤口与管路，避免伤口浸湿、污染、受压，避免管路打折或弯曲。

（2）协助患者移向操作者，取舒适体位，并保持身体平衡。

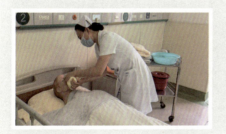

（3）将脸盆和浴液放于床旁桌上，倒入适量温水（32～34℃）。

（4）将浴巾置于患者枕上及胸部，温水擦洗眼部，由内眦至外眦，使用毛巾的不同部位擦干眼部。

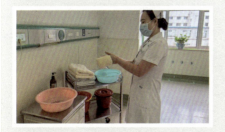

（5）将毛巾叠成手套状，包于手上，彻底浸湿，洗净并擦干前额、面颊、鼻翼、耳后、下颌直至颈部。

（6）脱去患者上衣，盖好浴毯，先脱近侧，后脱远侧。（如有肢体外伤或活动障碍，应先脱健侧，后脱患侧）。

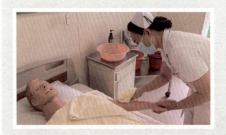

（7）将浴巾铺于患者上肢下面，将毛巾涂好浴液，擦洗患者近侧上肢直至腋窝，而后擦净并擦干。

（8）协助患者将手浸于脸盆中，洗净并擦干，根据情况修剪指甲。同法擦洗对侧。

（9）根据实际情况，确定是否需要换水，重新测试水温。

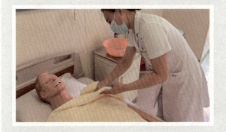

（10）将浴巾盖于患者胸部，一手掀起浴巾一边，用包有毛巾的手擦洗近侧胸部，擦洗女性患者乳房时应环形用力，注意擦净乳房下皮肤皱褶处，彻底擦干胸部皮肤。同法擦洗对侧。

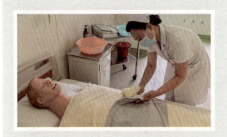

（11）将浴巾盖于患者胸、腹部，一手掀起浴巾一边，用包有毛巾的手擦洗患者近侧腹部，彻底擦干腹部皮肤。同法擦洗腹部对侧。

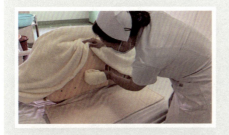

（12）协助患者取侧卧位，背向操作者，密切观察患者病情、伤口及管路状态。

（13）将浴巾铺于患者身下，浴毯盖于患者肩部和腿部，依次擦洗后颈部、背部至臀部，同时进行背部按摩，更换清洁上衣（先对侧后近侧，先患侧后健侧）。

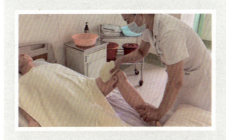

（14）协助患者平卧。将浴毯盖于远侧腿部，确保遮盖会阴部位。将浴巾铺于近侧腿部下面，依次擦洗踝部、膝关节、大腿，洗净后彻底擦干。

（15）一手托起患者小腿部，将足部轻轻置于盆内，浸泡后擦洗足部并擦干。同法擦洗对侧。

第十一篇

协助沐浴

沐浴是人的基本需要，可以帮助患者保持皮肤清洁，促进皮肤的血液循环，增强其排泄功能，提高患者舒适度，预防皮肤感染等并发症。对终末期患者而言，可根据病情需要协助沐浴。

协助沐浴时应注意以下内容：

（1）沐浴应在进食1h后进行，以免影响消化功能。

（2）沐浴时间不宜过长，15～20min为宜。

（3）嘱患者在沐浴过程中如感到虚弱无力、眩晕，应立即告知。

（4）若患者发生晕厥，应立即将患者抬出浴室，平卧于床上，给予保暖，密切观察并积极处理。

（5）沐浴时浴室勿锁门，避免用湿手接触电源开关。

1.评估

（1）患者年龄、病情、意识、心理状态、自理能力及配合程度。

（2）皮肤完整性及清洁度；伤口及引流管情况；日常沐浴习惯。

（3）浴室环境整洁，温度适宜，保护隐私。

2.物品准备

长棉质毛巾、浴巾、浴帽、清洁衣裤、防滑拖鞋、防滑垫、洗澡椅、浴凳、洗发液、浴液（需要时）、吹风机（需要时）、护肤用品、污物桶。

3.协助沐浴

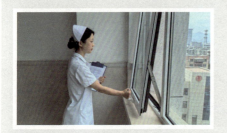

（1）关闭门窗，调节室温至22℃以上。

（2）查看患者皮肤，注意保护伤口与管路。

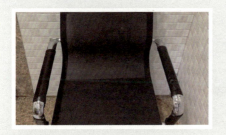

（3）调节适宜的水温（40～45℃），避免患者受凉或烫伤。

（4）协助患者进入浴室，取舒适方便的体位，患者双手握住洗澡椅扶手。

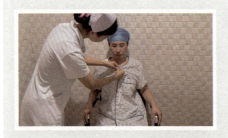

（5）协助脱衣裤，肢体障碍患者脱衣时先脱健侧，再脱患侧（穿衣时先穿患侧，再穿健侧）。

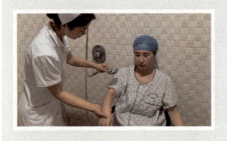

（6）头部稍向后仰，一手持沐浴喷头，另一手遮挡耳廓将头发完全湿润。

（7）取适量洗发液于掌心，均匀涂抹于头发，由发际至脑后部反复揉搓，同时用指腹轻轻按摩头皮，揉搓头发至洗发液全部冲净。

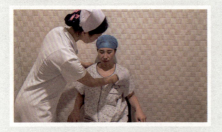

（8）自颈部由上至下淋湿身体。

（9）使用小毛巾包手涂擦沐浴液，由颈部、耳后、胸腹部、双上肢、背部、臀部、双下肢、双足轻轻揉搓肌肤。

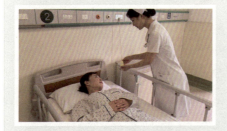

（10）冲净身体，擦干皮肤，根据需要使用护肤用品，穿好清洁衣裤。

（11）将患者扶至床上，取舒适体位，检查患者伤口及管路情况，必要时给予换药。

第十二篇

静脉导管的维护（PICC/CVC）

经外周置入中心静脉导管（PICC）和中心静脉导管（CVC）在临床上发挥着越来越重要的作用。PICC能为患者提供中长期的静脉输液治疗，减少频繁静脉穿刺，避免刺激性药物对外周血管的损伤和药物外渗引起的局部组织坏死；重症患者常需留置CVC，用于输液通路并监测血流动力学。

规范的导管维护可以促进舒适，维持导管正常功能，预防穿刺点及导管相关性血流感染等并发症，延长PICC/CVC的使用周期，保证患者的治疗顺利进行。

进行PICC/CVC维护时应注意以下内容：

（1）导管维护由接受过专业培训的医护人员按照标准化操作流程完成。

（2）勿用75%酒精棉棒直接消毒导管及穿刺点。

（3）脉冲式冲管，冲管液量应为导管及附加装置内腔容积总和的2倍以上；正压封管，封管液量应为导管及附加装置管腔容积的1.2倍。

（4）消毒液自然待干再粘贴敷料，避免发生皮肤过敏或湿疹。

（5）透明敷料至少每7d更换1次，无菌纱布敷料应每48h更换1次，如纱布敷料和透明敷料一起使用时应视为纱布敷料，48h更换1次。

（6）若穿刺部位发生渗血、渗液时应及时更换敷料，穿刺部位敷料松动、污染、完整性受损时应立即更换。

（7）冲洗导管应使用≥10mL注射器或10mL管径的导管冲洗器。

1.评估

（1）患者的病情、意识、心理状态及合作程度、凝血功能、自理能力及有无消毒液、敷料过敏史等。

（2）查看 PICC 导管维护手册。

（3）置管侧手臂：有无肿胀，测量双侧上臂臂围并与置管前对照。

穿刺点：有无红、肿、热、痛、渗血、渗液、分泌物等。

皮肤：有无湿疹、水疱、瘙痒等。

（4）导管：留置时间、维护间隔、导管刻度、有无打折、导管内有无血液、导管是否通畅。

（5）操作环境符合要求，温湿度适宜，光线温和。

2.物品准备

（1）中心静脉导管维护包（无菌巾 1 条，75% 酒精棉棒 1 袋，2% 氯己定棉棒，75% 酒精棉片，纱布 2 块，胶布 2 片，无菌无粉手套 2 副，透明敷料，导管固定器，输液接头）。

（2）测量尺，胶布，小剪刀，≥ 10mL 注射器或预充式冲洗器，速干手消毒液，弯盘，医用垃圾桶，生活垃圾桶，签字笔。

3.PICC/CVC维护

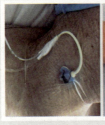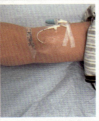

（1）舒适卧位，PICC 置管手臂外展90°，CVC 置管头向对侧偏转约45°。

（2）置管侧肢体下铺垫巾。

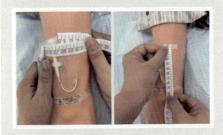

（3）PICC 需测量臂围，成人臂围测量方法为肘横纹上10cm处上臂周径；婴幼儿及学龄前儿童臂围测量方法为肩峰至鹰嘴连线中点处上臂周径。

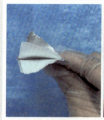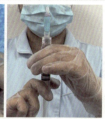

（4）去除固定输液接头的胶带。

（5）撕开75%酒精棉片外包装呈"口"状备用。

（6）预充式导管冲洗器连接输液接头排气备用。

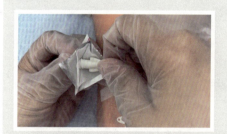

（7）移除旧输液接头。

（8）戴清洁手套，手持75%酒精棉片外包装呈"口"状，包裹擦拭消毒导管螺旋接口外围及横截面至少5～15s，自然待干。

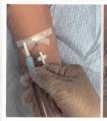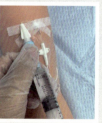

（9）将连接预充式导管冲洗器的接头与导管相连，缓慢抽回血（回血不可抽至输液接头或预充式导管冲洗器），见回血后行脉冲式冲管，正压封管。

（10）脱去清洁手套。

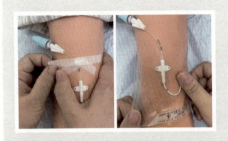

（11）去除透明敷料外胶带，用拇指轻压穿刺点，沿四周0°或180°自下而上（顺导管置管方向）去除原有透明敷料。

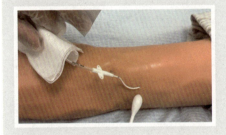

（12）戴无菌手套，一手用无菌纱布包裹输液接头，提起导管；另一手用75%的酒精棉棒擦拭消毒穿刺点直径1cm外皮肤至少3次（顺时针一逆时针一顺时针），每次至少30s，在残胶处停留、浸润、清除残胶，消毒直径≥15cm（或大于敷料面积）。

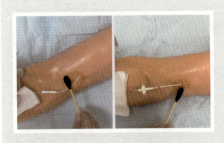

（13）放平导管，使其贴合皮肤，用2%氯己定棉棒以穿刺点为中心（在穿刺点停留2s），擦拭消毒皮肤和导管至少3次（顺时针一逆时针一顺时针），翻转导管擦拭，每次至少30s，自然待干。

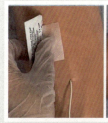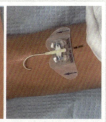

（14）涂抹保护膜，待干，将导管移入思乐扣固定导管翼。

（15）摆放导管呈"L""U""C"形或沿血管方向摆放，防止导管打折。

（16）固定思乐扣。

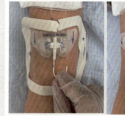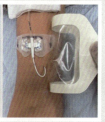

（17）单手持膜，以穿刺点为中心，无张力粘贴透明敷贴，轻放贴膜，顺着导管轻捏塑形，用指腹从中心向边缘抚压贴膜排尽空气，边撕边压。

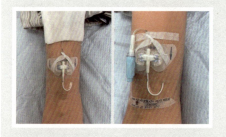

（18）取无菌胶带蝶形交叉固定导管及透明敷料，第二条胶带横向固定敷料边缘。

（19）第三条胶布上标注导管名称、规格、维护日期、导管置入长度、臂围及操作者，贴于敷料下缘。

（20）准确记录PICC维护手册。

第十三篇

肠内营养

　　肠内营养是指通过胃肠道途径提供营养的方式。它具有符合生理状态、能维持肠道结构和功能的完整、费用低、使用和监护简便，以及并发症较少等优点。根据组成的不同，分为整蛋白型肠内营养、短肽型肠内营养和氨基酸型肠内营养；根据用途的不同，可分为通用型和疾病导向型；根据给予的途径不同，分为口服和管饲。其中，口服途径又可分为部分经口营养补充和全量供给。

进行肠内营养时应注意以下内容：

1.肠内营养的使用时机

　　肠内营养的可行性取决于患者胃肠道是否具有吸收各种营养素的能力及是否耐受肠内营养剂。虽然大多数研究表明营养支持对终末期患者获益不明显，因而不作为极力推荐，但在充分考虑患者及家属的意愿上，可以适当给予患者肠内营养支持。对于濒死的患者不建议肠内营养。

2.注意事项

　　（1）营养液现配现用，粉剂应搅拌均匀，配置后的营养液密闭放置冰箱冷藏，应于24h内用完。

（2）长期留置鼻胃管或鼻肠管者，每日用油膏涂抹鼻腔黏膜，轻轻转动鼻胃管或鼻肠管，每日进行口腔护理，定期（或按照说明书）更换喂养管。胃造口、空肠造口者，保持造口周围皮肤干燥、清洁。

（3）避免空气输注入胃内，引起胀气。

（4）注意放置恰当的管路标识。

1.评估

a.肠内营养的适应证

有意愿接受营养支持法且同时满足以下条件的终末期患者：

（1）经营养风险评估筛查需要营养支持疗法的终末期患者。

（2）胃肠道能耐受肠内营养剂的终末期患者。

b.肠内营养的禁忌证

（1）重症胰腺炎急性期。

（2）严重麻痹性肠梗阻、上消化道出血、顽固性呕吐、腹膜炎或急性腹泻。

（3）严重吸收不良综合征及严重营养不良患者。

（4）糖尿病酮症酸中毒和接受高剂量激素治疗患者，一般不能耐受肠内营养的糖负荷，可选用疾病导向型专用制剂。

c.患者／家属评估

（1）评估患者有无腹部胀痛、恶心、呕吐、腹泻，腹部有无压痛、反跳痛和肌紧张等腹膜炎体征，了解肠鸣音、胃肠蠕动及功能情况。

评估生命体征是否平稳，有无呛咳、呼吸急促，有无休克、脱水或水肿征象。

（2）了解患者及其家属对营养支持的认知程度、接受程度和承受能力。

（3）了解患者及其家属对肠内营养支持的意愿、认知程度、照护能力以及家庭状况等。

2.物品准备

治疗盘、弯盘、处置卡、20mL 注射器、50mL 注食器、纱布、治疗巾、生理盐水、棉签、无菌手套、水温计、胶布、橡皮圈、别针、听诊器、鼻饲液（38 ~ 40℃）、温开水适量、试纸、面巾纸、手消毒液、感染性废物桶、生活性废物桶、压舌板（必要时）、营养泵（必要时）。

3.肠内营养的护理

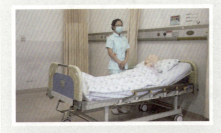

（1）患者取舒适体位，床头抬高
30°，无禁忌者可采取坐位或半坐位，
头偏向一侧。
（2）对于昏迷患者，取去枕平卧位，
头向后仰。

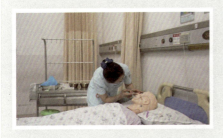

（3）检查管路标识，查看管路是否
通畅。
（4）检查患者鼻空肠营养管的置入深
度，鼻贴固定情况、鼻部黏膜是否完整。

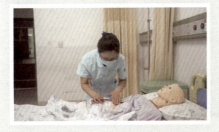

（5）若为腹部的空肠造瘘管，观察置
入深度及置入周围的皮肤、缝线或敷
料情况。

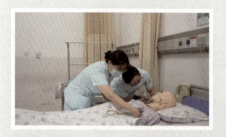

（6）如为胃管，需评估胃管是否在胃内，检查胃管是否盘在口中。

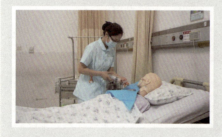

（7）检查残余量

①如残余量小于150mL，回注残余量，继续管饲。②如残余量大于150mL，回注残余量，并暂停管饲1次，回注1h后再次评估。③如残余量大于200mL，通知医生做相应的处理。

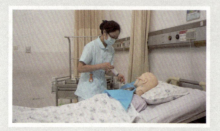

（8）管饲前先注入20～30mL温开水，再注入管饲液。

（9）灌注器灌注时每次量不超过300mL，推注速度缓慢。

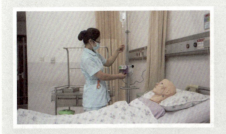

（10）对于泵注或重力滴注者，选择合适的滴速。使用营养泵持续喂养时，速度从慢到快，首日速度为20～50mL/h，次日起每隔8～12h可增加速度10～20mL/h，逐渐加至80～100mL/h，12～24h内输注完毕。

（11）营养液输注结束后注入20～30mL温开水脉冲式冲管。

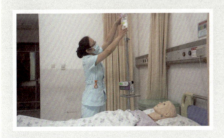

（12）管饲结束后将用物冲洗干净，以备下次使用，每24h更换管饲用物。

（13）使用重力滴注、营养泵泵注或持续输注时，在营养液瓶身、营养管上粘贴上亮色肠内营养专用标识，持续使用时每24h更换肠内营养输注管路。

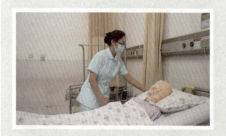

（14）告知患者及照护者管饲后继续抬高床头30°～45°，至少30min。

（15）记录管饲量、方式、残余量；患者的胃肠道反应(恶心、呕吐、腹泻、胃潴留、反流）

肠外营养

肠外营养是指按照患者的需要，通过周围静脉或中心静脉输入患者所需的全部能量及营养素，包括氨基酸、脂肪乳、维生素、电解质和微量元素的一种营养支持方法。可用于各种原因引起的不能从胃肠道摄入营养、胃肠道需要充分休息、消化吸收功能障碍以及存在超高代谢等患者，以保证热量及营养素的摄入，维持机体新陈代谢，促进患者康复。

进行肠外营养时应注意以下内容：

（1）配置肠外营养液时应在具有层流洁净环境内进行，配制营养液及静脉穿刺过程要严格执行无菌操作。

（2）营养液应现用现配，配制完成的营养液尽量于24h内输注完毕，如不能及时应用，应将配置好的营养液储存于4℃冰箱备用。

（3）输液导管及输液袋每12～24h更换一次；导管进入静脉处的敷料每24h应更换一次。更换时严格无菌操作，注意观察局部皮肤有无发红、肿胀、疼痛、瘙痒、水泡、破溃等异常征象。

（4）加强巡视，注意输液是否通畅，输液速度由缓慢逐渐增加，保持输液速度均匀。输液浓度也应由较低浓度逐渐增加。速度及浓度可根据患者年龄及耐受情况加以调节。

（5）输液过程中应防止液体中断或导管脱出，防止发生空气栓塞。

（6）严禁同时输入其他液体、药物及血液，也不可在此处采集血标本或测量中心静脉压。

（7）准确记录每日出入液量，定期进行体重、血常规、血生化、血糖、尿生化等指标监测。

（8）停用肠外营养时应在2～3d内逐渐减量，不可突然停止。

1.评估

（1）患者的基本信息（姓名、性别、年龄、病情、意识）及输液通路、穿刺点及周围皮肤等情况。

（2）评估患者心理状态、合作程度。

（3）进行营养风险筛查及营养不良评定，制定营养计划（详见附表12、附表13、附录3）。

（4）环境温度适宜，光线温和。

2.物品准备

（1）治疗盘内：0.5% 碘伏、75% 酒精、棉签、75% 酒精棉片、胶布、砂轮（必要时）、剪刀、标签、一次性输液器、弯盘。

（2）按照医嘱准备营养液及所需药物、一次性使用静脉营养输液袋（EVA 材质）、0.9% 氯化钠、10mL 预充式导管冲洗器、无菌手套。

3.肠外营养

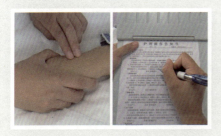

（1）如需选择外周静脉血管输注时，应选择前臂粗、直、有弹性的静脉血管。

（2）签署肠外营养静脉输注知情同意书。

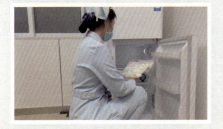

（3）配置后保存于4℃冰箱内，输注前0.5 ~ 1h取出置室温下复温后再输注。

（4）营养袋上悬挂高警示标识，输液贴上高危药品用"红▲"标注。

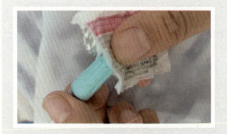

（5）消毒无针接头，用右手拇指与食指拿取75%的酒精棉片，完全包裹住接头的连接面，用力、反复、多方位擦拭。

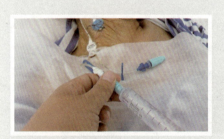

（6）预充式导管冲洗器抽回血并冲管。

（7）连接输液器和生理盐水。

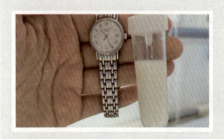

（8）连接营养袋，开始时缓慢，逐渐增加滴数，保持输液速度均匀（推荐使用输液泵）。

（9）每隔4h需用20mL生理盐水冲洗输液管路一次。

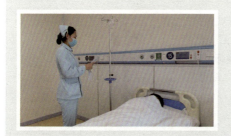

（10）营养液输注结束，连接生理盐水冲洗输液管路。

（11）给予脉冲式冲管，正压封管。

附表12

NRS2002 营养风险筛查工具

疾病评分
1分：□髋骨骨折　□慢性疾病急性发作或有并发症者　□COPD　□血液透析 　　　□肝硬化　□一般恶性肿瘤患者　□糖尿病 2分：□腹部大手术　□脑卒中　□重度肺炎　□血液恶性肿瘤 3分：□颅脑损伤　□骨髓移植　□APACHE II 评分＞10分的ICU患者
营养状态
1. BMI（kg/m^2）□＜18.5（3分） 2. 体重下降＞5%是在　□3个月内（1分）　□2个月内（2分） 　　　　　　　　　　□1个月内（3分） 3. 一周内进食量较从前减少　□25%～50%（1分）　□51%～75%（2分） 　　　　　　　　　　　　　□76%～100%（3分）
年龄
□年龄≥70岁（1分） □年龄＜70岁（0分）

注：NRS2002营养风险筛查工具适用于成年住院患者（18～90岁）的营养风险筛查。总评分≥3分时有营养风险，存在进一步制定营养支持计划或进行营养评定的指征。对总评分＜3分者，每周复评1次。

对于表中没有明确列出诊断的疾病参考以下标准，依照调查者的理解进行评分：

1分：慢性疾病患者因出现并发症而住院治疗，患者虚弱但不需卧床。蛋白质需要量略有增加，但可以通过口服补充来弥补。

2分：患者需要卧床，如腹部大手术后。蛋白质需要量相对增加，但大多数人仍可以通过肠外或肠内营养支持得到恢复。

3分：患者在加强病房中靠机械通气支持。蛋白质需要量增加而且不能被肠外或肠内营养支持所弥补。但可以通过肠外或肠内营养支持可使蛋白质分解和氮丢失明显减少。

附表13

PG-SGA 营养评估量表

方法:

一、患者自评表	得分
1. 体重（累计计分）：目前体重_____kg，1 个月前体重约为_____kg， 　　　　　　　　　　　　6 个月前体重约为_____kg。 （具体体重无法获得时允许有空项，1 个月前体重无法获得时，可以 6 个月的体重变化为依据；无法准确了解体重下降情况时，可以根据体重下降程度评分，体重下降无、轻、中、重、极重，分别记为 0 ~ 4 分）	
0= 过去 2 周体重无变化或增加； 1=2 周内体重下降	
0=1 个月内体重下降 0% ~ 1.9%　　0=6 个月内体重下降 0% ~ 1.9% 1=1 个月内体重下降 2% ~ 2.9%　　1=6 个月内体重下降 2% ~ 5.9% 2=1 个月内体重下降 3% ~ 4.9%　　2=6 个月内体重下降 6% ~ 9.9% 3=1 个月内体重下降 5% ~ 9.9%　　3=6 个月内体重下降 10% ~ 19.9% 4=1 个月内体重下降 ≥ 10%　　　　4=6 个月内体重下降 ≥ 20%	
2. 进食情况 （在过去 1 个月里，患者进食情况与平时相比的变化，取与调查最接近情况作为选项，本项计分为取最高分计算）	
在过去 1 个月里，我的进食情况与平时相比： 0= 没变化或比以往多　　　1= 比以往少	
我目前进食： 0= 正常饮食，或只能通过管饲进食或静脉营养 1= 正常饮食，但比正常情况少 2= 少量固体食物 3= 只能进食流食，只能口服营养制剂 4= 几乎吃不下什么	

3. 症状 （为近 2 周内经常出现的症状，偶尔一次出现的症状不能作为选择，为多选，如有以下症状，每个症状都计分，累计计分）	
近 2 周来，我有以下问题，影响我的进食： 0= 吃饭没有问题 1= 恶心，便秘，口干，食品没味，食品气味不好，一会儿就饱；其他（如抑郁等） 2= 口腔溃疡；吞咽困难 3= 无食欲，呕吐，腹泻；疼痛（部位）	
4. 活动和身体功能（取最高分计算） 在过去的 1 个月我的活动： 0= 正常 1= 不像往常，但还能起床进行轻微的活动 2= 多数时候不想起床活动，但卧床或坐椅时间不超过半天 3= 几乎干不了什么，一天大多数时候都卧床或在椅子上；几乎完全卧床，无法起床	
（A 评分）1 ~ 4 题合计	
二、医务人员评估表	
1. 疾病（B 评分） （单项或多项选择，本项计分为累计计分。如患者存在工作表中没有所列出来的疾病，不予计分）	
相关诊断（特定） 0= 无以下疾病　1= 癌症　1=AIDS　1= 呼吸或心脏病恶液质　1= 存在开放性伤口或肠瘘或压疮　1= 创伤	
年龄：0= ≤ 65 岁　1= > 65 岁	
2. 应激状态（C 评分）（累计评分）	
目前体温　0= 无　1=37.2 ~ 38.3℃　2=38.3 ~ 38.8℃　3= > 38.8℃	
如为发热，发热持续时间 0= 无　1= < 72h　2=72h　3= > 72h	
是否用糖皮质激素（强的松）　□是，药名最大总剂量 /d（mg）；　□否	

续表

0= 无	
1= 低剂量（＜10mg 强的松或相当剂量的其他激素 /d）	
2= 中剂量（1～30mg 强的松或相当剂量的其他激素 /d）	
3= 大剂量（＞30mg 强的松或相当剂量的其他激素 /d）	
3. 体格检查（D 评分，计分按多数部位情况确定，以肌肉丢失得分为体格检查项目的最终得分）	
脂肪丢失得分	
眼眶脂肪	
0= 眼眶无凹陷，眉弓不突出	
1= 眼眶轻度凹陷，眉弓轻度突出	
2= 介于 1 和 2 之间	
3= 眼窝凹陷明显，皮肤松弛，眉弓突出	
三头肌皮褶厚度	
0= 两指间大量脂肪组织	
1= 感觉与正常人相差无几，略少	
2= 介于 1 和 2 之间	
3= 两指间空隙很少，甚至紧贴	
下肋脂肪厚度	
0= 两指间很厚，看不到肋骨	
1= 感觉与正常人相差无几，可以看到肋骨轮廓	
2= 介于 1 和 2 之间	
3= 两指间空隙很少，甚至紧贴，下肋骨明显突出	
肌肉消耗得分	
颞部（颞肌）	
0= 看不到明显的凹陷　1= 轻度凹陷　2= 凹陷　3= 显著凹陷	
锁骨部位（胸部三角肌）	
0= 男性看不到锁骨，女性看到锁骨，但不凸出	
1= 部分凸出　2= 凸出　3= 明显凸出	
肩部（三角肌）	
0= 圆形　1= 肩峰轻度凸出　2= 介于二者之间　3= 肩锁关节方形，骨骼凸出	
骨间肌	
0= 拇指和示指对捏时虎口处肌肉凸出，女性可平坦	
1= 虎口处平坦　2= 平坦和凹陷　3= 明显凹陷	

肩胛骨（背阔肌、斜方肌、三角肌）	
0= 肩胛骨不凸出，肩胛骨内侧无凹陷	
1= 肩胛骨轻度凸出，肋、肩胛、肩、脊柱间轻度凹陷	
2= 肩胛骨凸出，肋、肩胛、肩、脊柱间凹陷	
3= 肩胛骨明显凸出，肋、肩胛、肩、脊柱间显著凹陷	
大腿（股四头肌）	
0= 圆润，张力明显　1= 轻度消瘦，肌力减弱　2= 介于二者之间　3= 大腿明显消瘦，几乎无肌张力	
小腿（腓肠肌）	
0= 肌肉发达　1= 消瘦，有肌肉轮廓　2= 消瘦，肌肉轮廓模糊 3= 消瘦，无肌肉轮廓，肌肉无力	
水肿得分	
踝水肿	
0= 无凹陷　1= 轻微的凹陷　2= 介于二者之间　3= 凹陷非常明显，不能回弹	
骶部水肿	
0= 无凹陷　1= 轻微的凹陷　2= 介于二者之间　3= 凹陷非常明显，不能回弹	
腹水	
0= 无移动性浊音、无振水音、腹围无增大　1= 移动性浊音阳性 2= 振水音阳性　3= 腹胀明显，腹围增大	
三、综合评价四项总分相加（A+B+C+D）=	
0～1分：营养良好；　　　　　　2～3分：可疑营养不良； 4～8分：中度营养不良；　　　　≥9分：重度营养不良	

PG-SGA 评分分级：

（1）0～1分，无营养不良：此时不需要干预措施，治疗期间保持常规随诊及评价。

（2）2～3分，可疑营养不良：由营养师、护师或医生进行患者或患者家庭教育，并可根据患者存在的症状和实验室检查的结果，进行药物干预。

（3）4～8分，中度营养不良：由营养师进行干预，并可根据症状的严重程度，与医生和护师联合进行营养干预。

（4）≥9分，重度营养不良：急需进行症状改善和（或）同时进行营养干预。

附录3

肠外营养制剂

一、营养液种类

1. 葡萄糖

是肠外营养最主要的能源物质，供给量 3 ~ 3.5g/（kg·d），供能约占总热量的50%。

2. 脂肪乳剂

是肠外营养的另一种重要能源物质，还可提供必需脂肪酸维持细胞膜结构，甘油三酯剂量为 0.7 ~ 1.3g/（kg·d），供给机体总热量的 30% ~ 40%。

3. 复方氨基酸

摄入量为 1.2 ~ 1.5g/（kg·d），严重应激、创伤时可增至 1.5 ~ 2.0g/（kg·d）。是肠外营养的唯一氮源物质，供机体合成蛋白质及其他生物活性物质的氮源。

4. 电解质

可补充钾、钠、氯、钙、镁及磷，以维持水电解质酸碱平衡，保持人体内环境稳定，维护各种酶的活性和神经、肌肉的应激性。

5. 维生素

水溶性维生素在体内无储备，肠外营养时应每日给予。脂溶性维生素在体内有一定储备，禁食时间超过 2 ~ 3 周才需补充。

6. 微量元素

复方微量元素静脉用制剂，含人体所需多种微量元素。短期禁食者可不予补充，全肠外营养超过 2 周时需给予补充。

二、营养液配方

确定当天总能量、总氮量、总入水量；确定葡萄糖液浓度及量；若需脂肪乳剂占总能量 30% 左右；确定氨基酸溶液品种及量；加入适当电解质、维生素、微量元素。

三、设备要求

严格无菌操作规程；洁净台；选用一次性 3L 输液袋。

四、技术要求

减少针头穿刺瓶塞次数；注意各种药物配伍顺序；边加药边摇动容器，药液分布均匀；置 4℃冰箱内保存。

五、质量要求

（1）营养液 pH 应调整在血液缓冲范围内。

（2）渗透压正常值为 280 ～ 320mmol/L。渗透压过低可引起溶血，渗透压过高可刺激血管发生静脉炎、静脉栓塞等。

六、混合顺序

（1）首先将微量元素和电解质加入氨基酸溶液中，磷酸盐加入葡萄糖溶液，将上述两液加入 3L 营养袋中。

（2）然后将水溶和脂溶性维生素混合后加入脂肪乳溶剂中。

（3）最后将脂肪乳加入氨基酸和葡萄糖的混合液中。

（4）排气，轻轻摇动营养袋混合备用。

七、营养液配置注意事项

（1）钙剂和磷酸盐应加在不同溶液中稀释以免发生磷酸钙沉淀。

（2）氨基酸和葡萄糖混合后检查袋中有无沉淀，没有沉淀再加脂肪乳剂。

（3）电解质不能直接加入脂肪乳剂。

（4）混合液中不要加入药物。

（5）留取配置液标本（置冰箱 4℃保留 3d）以备必要时检测用。

（6）现配现用，按规范顺序混合配置，常温下放置时间不超过 4h。

八、输注管路选择

短期、部分营养支持或中心静脉置管困难时，可采用周围静脉营养；长期、全量补充营养时宜采取中心静脉营养。

第十五篇

大便失禁的护理

　　大便失禁是指粪便及气体不受肛门括约肌控制，不自主地流（排）出肛门外，属于排便功能紊乱的一种。做好便失禁护理可减少粪便对局部皮肤的刺激、保持肛周皮肤清洁干燥无异味、促进患者舒适、缓解其心理压力并预防并发症的发生。

　　按失禁程度分类可分为完全性失禁和不完全性失禁。

进行大便失禁护理时应注意以下内容：

　　（1）观察肛周皮肤有无皮疹、红肿、破损等情况。清洗时动作要轻柔，避免频繁擦洗，选择接近皮肤pH、无香味、无刺激性的皮肤清洗液，禁用碱性肥皂。

　　（2）保持会阴部及臀部皮肤清洁干燥，预防压力性损伤及失禁相关性皮炎发生，必要时涂抹鞣酸软膏、护肤粉等保护，不使用含酒精的皮肤保护剂。

　　（3）长期卧床患者应定时更换卧位，减少局部皮肤受压，掌握正确的床上翻身技巧，避免拖、拉、推等动作；使用便器时，不可硬塞，必要时在便器边缘垫软纸、软布等防止擦伤。

（4）营养不良患者应注重加强营养，宜选择高蛋白、高热量、易消化食物，避免进食产气食物，如牛奶、白薯等，避免食用易致腹泻的食物，如无禁忌，保证患者每日摄入足够的液体。

（5）养成规律排便习惯，如餐后30min排便。指导患者进行盆底肌训练，以增强控制排便的能力。

（6）粪便嵌顿致大便失禁者可进行定期灌肠，不要盲目使用泻剂。

（7）应保护患者隐私，持尊重、鼓励的态度，提供心理支持。

（8）注意观察病情，有异常情况及时报告医生进行正确的处理。

1.评估

（1）评估患者病情、意识状态、自理能力、四肢肌力及合作程度。

（2）评估患者大便失禁的原因，了解每日排便的次数、颜色、性状、量，饮食与排便的关系、排便的自控能力，有无排尿异常等。

（3）评估患者肛周皮肤有无粪便污染、溃疡、湿疹、皮肤瘢痕、黏膜突出、肛门扩张等，是否存在失禁相关性皮炎。

（4）根据《肛门失禁问卷调查表》（附表14）评估肛门功能，《Wexner肛门失禁评分表》（附表15）评估肛门失禁的严重程度。

（5）环境温度适宜，光线温和，注意保护患者隐私。

2.物品准备

（1）一次性隔尿垫、温水、生理盐水、毛巾、手套、凡士林、护肤粉、皮肤保护剂（不含酒精）、清洁软布等。

（2）干净的衣物及床单，用于污染时更换。

（3）根据病情备相应的护理用具：水胶体敷料、防水半透膜、尿路一件式造口袋、防漏膏、防漏胶贴、抗反流引流袋等。

3.大便失禁护理

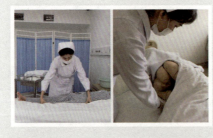

（1）关闭门窗，协助患者采取合适体位，查看患者肛周及会阴部皮肤情况。

（2）戴手套，臀下垫一次性隔尿垫。

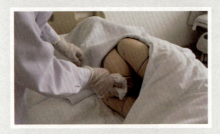

（3）用温水或生理盐水清洗会阴部、肛门周围、臀部及大腿内侧皮肤，特别是皮肤皱褶处，待干。

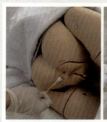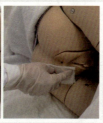

（4）肛周皮肤轻度发红时：
①将凡士林直接均匀涂抹在皮肤上，涂抹频率为每8～12h一次。②可用软纸或清洁软布垫于肛周分隔两侧皮肤，少量吸收排泄物，避免相互摩擦。

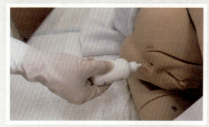

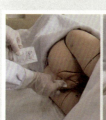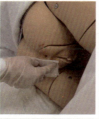

（5）局部皮肤出现皮炎时：
①将护肤粉少量均匀涂撒在肛周皮肤，保持会阴部及肛周皮肤清洁、干燥。②在相同范围内按压式涂抹皮肤保护剂，待干。③可用软纸或清洁软布垫于肛周分隔两侧皮肤，少量吸收排泄物，避免相互摩擦。

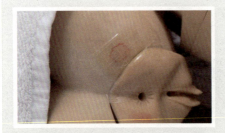

（6）肛周皮肤破溃者：
①裁剪水胶体敷料贴于肛周皮肤破溃处，以促进破溃创面自行愈合。②外贴防水半透膜隔离粪水，避免排泄物渗入浸渍创面。

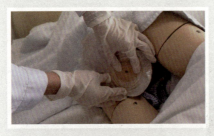

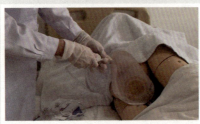

（7）排大量水样便者：
①根据肛门大小裁剪尿路一件式造口袋，适当使用防漏膏，将造口袋粘贴于肛周。②注意固定手法、避免存有空隙。③连接抗反流引流袋。④必要时可使用防漏胶贴进行外固定造口袋。

附表14

肛门失禁问卷调查表

1.（a）大便到达肛门口时您知道吗？	治疗前	治疗后
每次都知道　　　　　　　　　　　　　　　　都不知道 0＿＿＿＿＿＿＿＿＿＿＿＿＿＿＿＿＿＿10	☐	☐
（b）您能区分漏出的是成形便、稀便还是气体吗？		
每次都能区分　　　　　　　　　　　　　从来不能区分 0＿＿＿＿＿＿＿＿＿＿＿＿＿＿＿＿＿＿10	☐	☐
2.如果您不能控制排气，请回答下列问题： （a）多久发生一次？		
从不　　每月少于1次　　每周少于1次　　每日　1日多次 0＿＿＿＿＿＿＿＿＿＿＿＿＿＿＿＿＿＿10	☐	☐
（b）每次不能控制排气的量吗？		
无　　　　　　　　　　　　　　　　　　　　许多 0＿＿＿＿＿＿＿＿＿＿＿＿＿＿＿＿＿＿10	☐	☐
（c）问题有多严重？		
没问题　　　　　　　　　　　　　　　　问题严重 0＿＿＿＿＿＿＿＿＿＿＿＿＿＿＿＿＿＿10	☐	☐
（d）多大程度上影响您的社会生活？		
从不　　　　　　　　　　　　　　　　　影响不大 0＿＿＿＿＿＿＿＿＿＿＿＿＿＿＿＿＿＿10	☐	☐
（e）多大程度上影响您的工作？		
从不　　　　　　　　　　　　　　　被迫停止工作 0＿＿＿＿＿＿＿＿＿＿＿＿＿＿＿＿＿＿10	☐	☐
（f）多大程度上影响您的性关系？		
从不　　　　　　　　　　　　　　　　停止性生活 0＿＿＿＿＿＿＿＿＿＿＿＿＿＿＿＿＿＿10	☐	☐

3. 如果您不能控制排稀便,请回答下列问题: (a) 多久发生一次?		
从不　　每月少于 1 次　　每周少于 1 次　　每日　　1 日多次 0——————————————————————————10	☐	☐
(b) 每次不能控制排稀便的量吗?		
无　　　　　　　　　　　　　　　　　　　　　　　　　　许多 0——————————————————————————10	☐	☐
(c) 问题有多严重?		
没问题　　　　　　　　　　　　　　　　　　　　　　问题严重 0——————————————————————————10	☐	☐
(d) 多大程度上影响您的社会生活?		
从不　　　　　　　　　　　　　　　　　　　　　　　影响不大 0——————————————————————————10	☐	☐
(e) 多大程度上影响您的工作?		
从不　　　　　　　　　　　　　　　　　　　　　被迫停止工作 0——————————————————————————10	☐	☐
(f) 多大程度上影响您的性关系?		
从不　　　　　　　　　　　　　　　　　　　　　　停止性生活 0——————————————————————————10	☐	☐
4. 如果您不能控制排成形便,请回答下列问题: (a) 多久发生一次?		
从不　　每月少于 1 次　　每周少于 1 次　　每日　　1 日多次 0——————————————————————————10	☐	☐
(b) 每次不能控制排成形便的量吗?		
无　　　　　　　　　　　　　　　　　　　　　　　　　　许多 0——————————————————————————10	☐	☐
(c) 问题有多严重?		
没问题　　　　　　　　　　　　　　　　　　　　　　问题严重 0——————————————————————————10	☐	☐
(d) 多大程度上影响您的社会生活?		
从不　　　　　　　　　　　　　　　　　　　　　　　影响不大 0——————————————————————————10	☐	☐

续表

（e）多大程度上影响您的工作？		
从不　　　　　　　　　　　　　　　被迫停止工作 0＿＿＿＿＿＿＿＿＿＿＿＿＿＿＿＿＿＿＿10	□	□
（f）多大程度上影响您的性关系？		
从不　　　　　　　　　　　　　　　停止性生活 0＿＿＿＿＿＿＿＿＿＿＿＿＿＿＿＿＿＿＿10	□	□

注：0 分代表自己认为正常，10 分代表自己认为最严重，累计得分越高，说明肛门功能越差。

附表15

Wexner 肛门失禁评分

变量	频率				
	从不	很少 ＜1 次 / 月	有时 ＞1 次 / 月 ＜1 次 / 周	经常 ≥1 次 / 周 ＜1 次 /d	总是 ≥1 次 /d
固体	0	1	2	3	4
液体	0	1	2	3	4
气体	0	1	2	3	4
使用衬垫	0	1	2	3	4
生活方式改变	0	1	2	3	4

注: Wexner 评分表是以分数表示大便失禁严重程度的调查问卷。包括粪便的形态、肠胃气失禁、是否使用衬垫以及生活方式改变 4 方面内容。量表总分 20 分，0 分表示正常，20 分表示完全失禁，分值高低代表肛门失禁严重程度。

便秘的护理

便秘是指正常的排便形态改变、排便次数减少（每周少于3次）、排出过干过硬的粪便且排便不畅，排便困难或常有排便不尽感。帮助患者养成良好的排便习惯，可减轻痛苦、促进舒适、提高生活质量，同时还可以预防并发症的发生。

进行便秘护理时应注意以下内容：

（1）关闭门窗，屏风遮挡，注意隐私保护。

（2）经肛门注入药物或开塞露灌肠时管道插入受阻、推注药物不顺畅，疑似粪便嵌顿时需要人工手法辅助通便。

（3）人工取便时应注意动作轻柔，避免损伤直肠黏膜。人工取便易刺激迷走神经，心脏病、脊椎受损者应慎重使用。操作中如出现头昏、心悸时立即停止。

（4）患有痔疮、肛裂者，排便前可使用痔疮膏或鞣酸软膏涂擦，便后清洁肛周皮肤，避免感染。

（5）准确评估患者便秘的原因，对于腹腔、肠腔肿瘤患者，肠梗阻患者禁止腹部按摩，以免引起肿瘤破裂危及生命。

（6）严重便秘者遵医嘱用缓泻药物，每晚睡前服用，次日晨起排便。必要时给予灌肠。

（7）便秘治疗重在预防，指导患者多饮水、多进食富含纤维素的食物，建立良好的排便习惯，参加力所能及的运动，避免频繁使用口服泻药、开塞露及灌肠等方法。

（8）指导患者进行提肛训练。收缩肛门和会阴5s，放松，重复10次，每日3次。

（9）加强沟通，安慰患者，消除焦虑和紧张情绪。

（10）护理过程中，注意观察病情，有异常情况及时报告医生进行正确的处理。

1.评估

（1）患者病情、意识状态、心理状态、自理能力及合作程度。

（2）了解患者便秘开始的时间，大便的次数、性状，排便习惯，有无伴随症状，日常饮食的量、种类、饮水量、活动和运动等情况。

（3）了解患者是否存在可能导致或加重便秘的疾病。

（4）患者是否正在服用易导致便秘的药物。

（5）环境温度适宜，光线温和，注意保护患者隐私。

2.物品准备

（1）一次性隔尿垫、便器、开塞露、手套、石蜡油，用于协助排便。

（2）干净的衣物及床单，用于污染时更换。

（3）根据病情准备一次性灌肠包。

3.便秘护理

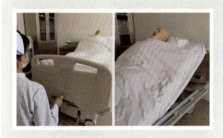

（1）协助患者取合适体位，抬高床头或坐起，使患者以既往习惯的姿势排便，注意保护隐私。

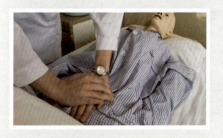

（2）双手重叠，掌心贴于腹部，以肚脐为中心自右向左由升结肠→横结肠→降结肠→乙状结肠做顺时针方向按摩，力度适中，每次不少于30圈。

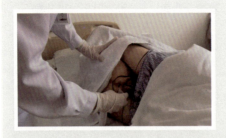

（3）简易通便法：协助患者取左侧卧位，暴露臀部，臀下垫一次性隔尿垫。

（4）戴手套，挤出少量药液润滑通便器开口处及肛门外周，将开塞露20～40mL或甘油栓剂行直肠内给药，嘱深呼吸、勿屏气，保留5～10min后排便。

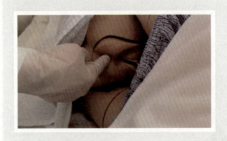

（5）人工取便：协助患者取左侧卧位，暴露臀部，臀下垫一次性隔尿垫。

（6）右手戴手套，在示指上涂抹润滑油，先润滑肛门处，在肛门松弛时轻柔地插入直肠，将粪块挤碎后由浅入深逐次取出。

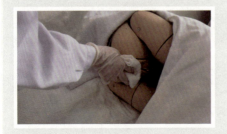

（7）取便后用温水擦净肛门，可热敷肛门处20min，以促进肛门括约肌回缩。

（8）必要时给予灌肠。

轮椅与平车的使用

　　对于不能自行移动的患者均需根据患者病情选用不同的运送工具，如轮椅、平车等运送患者，可减轻患者痛苦，保证安全与舒适。轮椅适用于护送不能行走但能坐起的患者入院、出院、检查、治疗或室外活动。帮助患者下床活动促进血液循环及体力恢复；平车适用于运送不能起床的患者入院、出院、检查、治疗、手术或转运。

轮椅与平车的使用应注意以下内容：

　　（1）轮椅、平车应专人、定位管理，保持车身清洁，放于干燥通风处，防止配件锈蚀。轮胎保持气压充足，不能与油、酸性物质接触，以防变质。

　　（2）每次使用前必须检查轮椅、平车的性能，应检查各螺栓是否松动，若有松动，要及时紧固。

　　（3）在使用过程中如遇雨淋后应及时擦干，并涂上防锈蜡或油。

　　（4）平车使用时禁止单独推动平车上部。

　　（5）保持轮椅、平车清洁无污渍。

1.评估

使用轮椅前:

（1）患者的年龄、体重、意识状态、病情、配合程度。

（2）肢体及躯体的活动能力，有无骨折和牵引等。

（3）有无手术，皮肤有无异常改变。

（4）输液装置及各种导管。

使用平车前:

（1）评估患者的体重、意识状态、病情、配合程度、肢体及身体活动能力。

（2）评估患者有无骨折及牵引等、皮肤有无异常改变。

（3）评估患者有无输液装置及各种导管，避免导管脱落、受压或液体逆流。

2.物品准备

轮椅的使用:

（1）轮椅、毛毯（根据季节酌情准备）、别针、软枕（根据患者需要）。

（2）环境准备：移开障碍物，保证环境宽敞。

平车的使用:

（1）平车、枕头、毛毯、棉被。

（2）必要时：如为骨折患者，应备木板垫于平车上，并将骨折部位固定稳妥；如为颈椎、腰椎骨折或病情较重的患者，应备有帆布中单或棉布中单。

（3）环境准备：环境宽敞，便于操作。

3.轮椅与平车的使用

a.轮椅的使用

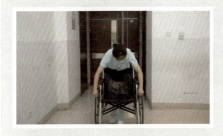

（1）检查轮椅各部分性能。

（2）放置轮椅：使椅背与床尾平齐，椅面朝向床头，制动轮椅，翻起脚踏板。

（3）将毛毯平铺在轮椅上，毛毯上端高过患者颈部15cm左右。

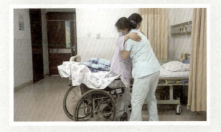

（4）嘱患者以手掌撑在床面上扶其坐起，协助穿衣、鞋袜。

（5）不能自行下床者，嘱患者将双手置于护士肩上。

（6）护士双手环抱其腰部，协助下床。

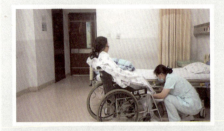

（7）协助患者坐轮椅：护士协助患者转身，嘱患者用手扶住轮椅把手，坐于轮椅中，翻下脚踏板，协助患者将脚置于脚踏板上。

（8）观察患者，确定无不适后，松开轮椅车制动闸，推至目的地。

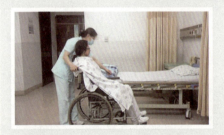

（9）将轮椅推至床尾，使椅背与床尾平齐，面向患者床头。

（10）扳制动闸将轮椅止动，翻起脚踏板。

（11）撤下患者身上毛毯。

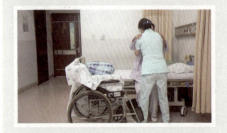

（12）协助患者站起、转身、坐于床缘。

（13）协助患者脱去鞋子及保暖外衣，躺卧舒适，盖好盖被。

（14）推轮椅至原处放置。

b. 平车的使用

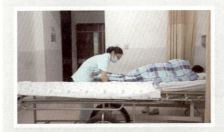

（1）检查平车：检查车轮、车面、制动闸等各部件性能，保证安全。

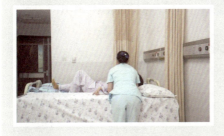

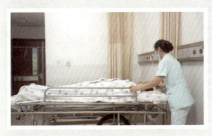

（2）挪动法：
①将平车与床平行，大轮靠近床头，将制动闸止动。②协助患者将上身、臀部、下肢依次向平车移动。③协助患者在平车上躺好，用被单或盖被包裹患者，先足部，再两侧，头部盖被折成45°角。④在后背部放一软枕或三角枕，用于支撑身体。⑤意识不清或昏迷患者侧卧时，拉起床档保护患者安全，防止坠床。

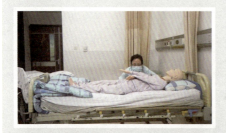

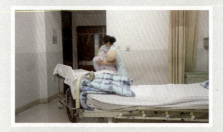

（3）一人搬运法：

①推平车至患者床旁，大轮端靠近床尾，成钝角，将制动闸止动。②搬运者双下肢前后分开站立，扩大支撑面，略屈膝屈髋，降低重心，便于转身。③掀开盖被，协助患者穿好衣服，搬运者一臂自患者近侧腋下伸入至对侧肩部，另一臂伸入患者臀下。④患者双臂过搬运者肩部，双手交叉于搬运者颈后并抱起，稳步移动将患者放于平车中央，盖好盖被。

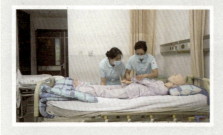

（4）二人搬运法（适用于不能活动或体重较重的患者）：

①站位：搬运者甲、乙二人站在患者同侧床旁，协助患者将上肢交叉于胸前。②分工：搬运者甲一手伸至患者头、颈、肩下方；另一手伸至患者腰部下方。搬运者乙一手伸至患者

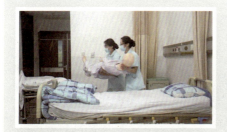

臀部下方，另一手伸至患者膝部下方，两人同时抬起患者至近侧床缘，再同时抬起患者稳步向平车处移动，将患者放于平车中央，盖好盖被。

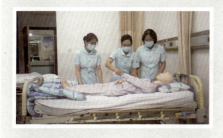

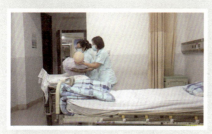

（5）三人搬运法（适用于不能活动，体重超重的患者）：

①站位：搬运者甲、乙、丙三人站在患者同侧床旁，协助患者将上肢交叉于胸前。②分工：搬运者甲双手托住患者头、颈、肩及胸部；搬运者乙双手托住患者背、腰、臀部；搬运者丙双手托住患者膝部及双足，三人同时抬起患者至近侧床缘，再同时抬起患者稳步向平车处移动，将患者放于平车中央，盖好盖被。③搬运者甲应使患者头部处于较高位置，减轻不适。

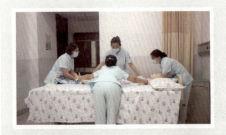

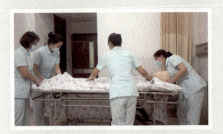

（6）四人搬运法（适用于颈、腰椎骨折和病情较重的患者）：

①站位：搬运者甲、乙分别站于床头和床尾；搬运者丙、丁分别站于病床和平车一侧。②将帆布中单或棉布中单放于患者腰、臀部下方。③分工：搬运者甲抬起患者头、颈、肩；搬运者乙抬起患者双足；搬运者丙、丁分别抓住帆布中单或棉布中单四角，四人同时抬起患者向平车处移动，将患者放于平车中央，盖好盖被。

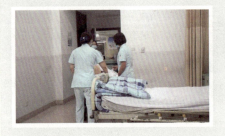

（7）松开平车制动闸，推送患者时，护士应位于患者头部，随时注意患者病情变化。

（8）推行中平车小轮端在前，转弯灵活；速度不可过快；上、下坡时患者头部应位于高处，以减轻患者不适，并嘱患者抓紧扶手，保证安全。

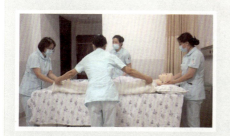

（9）颅脑损伤、颌面部外伤以及昏迷患者，应将头偏向一侧；搬运颈椎损伤的患者时，头部应保持中立位。

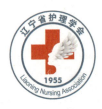

操作视频共计15项，涵盖17项操作内容。
扫描下方二维码即可观看，同时输入下方网站链接亦可观看全部视频。

安宁疗护舒适护理
适宜技术
（1-10）

安宁疗护舒适护理
适宜技术
（11-15）

https://www.lnna.org.cn/1/popularScienceShow.html